歯科理工 実習と研究の基礎

歯科技工学実習トレーニング

関西北陸地区歯科技工士学校連絡協議会　編

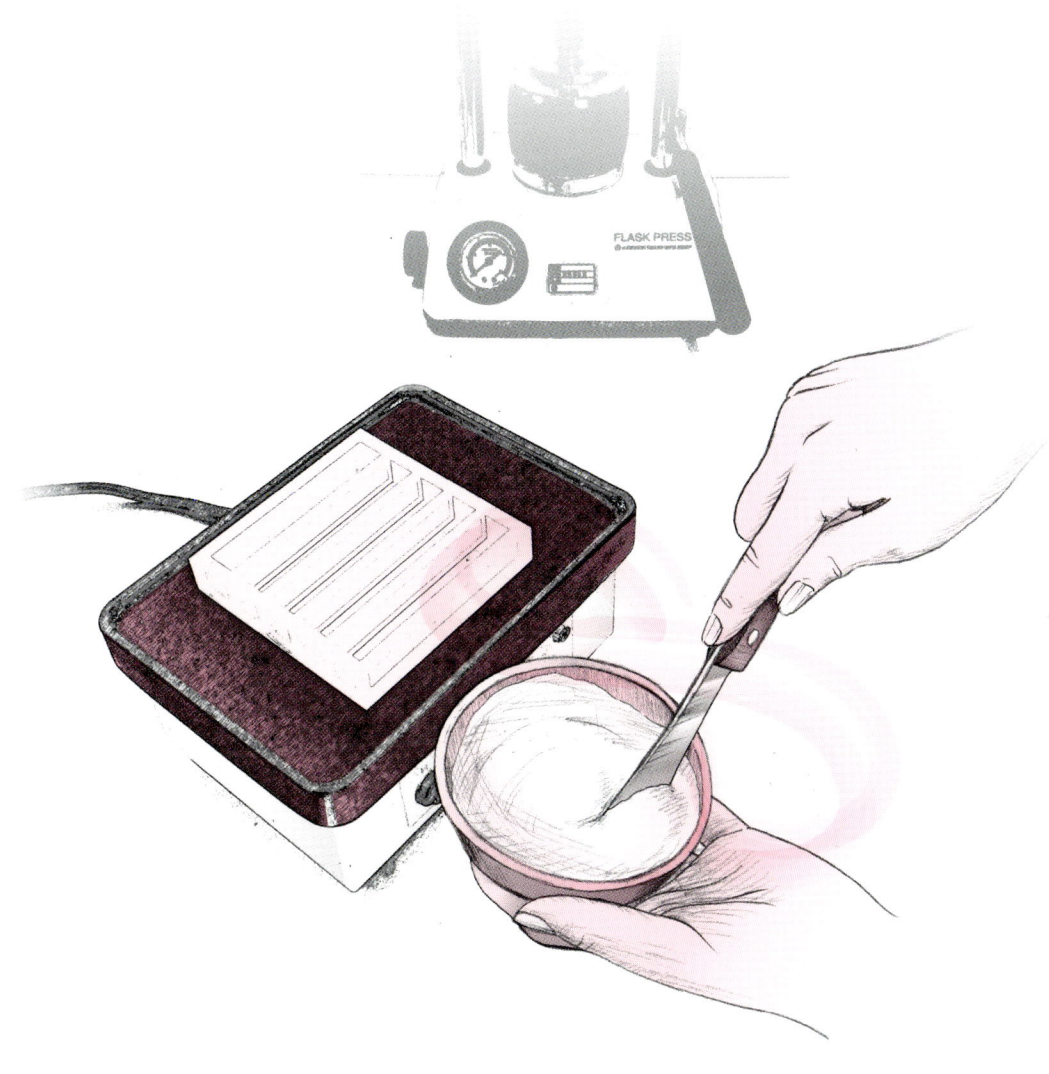

医歯薬出版株式会社

関西北陸地区歯科技工士学校連絡協議会

京都歯科医療技術専門学校
大阪大学歯学部附属歯科技工士学校
大阪歯科大学医療保健学部口腔工学科
新大阪歯科技工士専門学校
東洋医療専門学校
日本歯科学院専門学校
富山歯科総合学院

科目担当編集委員（2023年1月現在，五十音順）

小八木圭以子
田中芹奈
中川正史
錦織　良
吉田早智子

This book is originally published in Japanese under the title of:

SHIKARIKO JISSHU-TO KENKYU-NO KISO
SHIKAGIKOGAKU JISSHU TORENINGU
(Training of Dental Technology
—Dental Materials Science)

Editor:

KANSAI-HOKURIKUCHIKU SHIKAGIKOSHIGAKKO
RENRAKU-KYOGIKAI

© 2011 1st ed.

ISHIYAKU PUBLISHERS, INC.
7-10, Honkomagome 1 chome, Bunkyo-ku,
Tokyo 113-8612, Japan

発刊の序

　1978年に関西地区歯科技工士学校連絡協議会で『歯科技工学実習帳　歯牙解剖・歯科理工学』を発刊して以来,「実習帳」は長きにわたり多くの養成機関・学生に活用されてきた．その間，幾度か見直しと改訂を行ってきたが，このたび歯科理工学を単独とし，書名も新たに『歯科理工　実習と研究の基礎』（歯科技工学実習トレーニング）として発刊することとなった．

　現在，歯科技工の技術は，患者さんのニーズの高まりや情報処理技術の発達により徐々にではあるが確実に変わってきている．すなわち，CAD/CAMによる補綴装置の製作（オールセラミックス），PMMA射出成形による義歯床の製作，顎顔面補綴における人工皮膚用高分子材料の応用などが行われるようになってきている．しかし，石膏，ワックス，レジン，埋没材，鋳造用材料など従来から使用されているものも相変わらず欠かすことはできない．したがって，これらの物性を理解，習得することは，技工技術が変化するなかにあってもよりよい補綴装置を製作するうえで重要で，そのための実習の視点とプロセスを学ぶことは歯科技工を行うにあたって大切なことである．

　また，歯科技工士の養成機関が2年制から3年制，あるいは4年制へと変化する動きがあるなかで，歯科技工士国家試験合格という目標以外に学校独自の味付けを試みているところも増えてきており，その一環として卒業研究や課題研究を行っているところではその指針となるものが必要とも考えられる．

　本書では，JIS規格の大きな変更による実習内容の見直しを中心に，ポイントを別枠にして実習の注意点を分かりやすくするなどの整理を行った．また，卒業研究や課題研究において研究結果を説得あるものにするためには，実験結果のデータ処理すなわち統計学の知識が欠かせないだろうと考え，第1章として統計処理の「はじめの一歩」を追加した．初心者用の参考図書も紹介しているので，今後の礎にしてほしい．

　今後とも，時代に即した，使いやすくてわかりやすい実習書とするためにも，ご意見・ご批判などがあれば賜りたい．

2011年3月

関西北陸地区歯科技工士学校連絡協議会
科目担当編集委員　内山耕二郎（主担）
北原　一慶，中川　正史
宮本　大樹，村西実智浩
森川　良一，八尾　孝一

歯科理工 実習と研究の基礎
歯科技工学実習トレーニング

CONTENTS

I データ処理法概説

1. サンプルとサイズ……1
2. 測定, 観察……1
3. 数学関数と統計関数……2
4. データ入力と検証……2
5. グラフや表の作成……2
6. 統計処理……3
7. 検定モデルの選択……3
8. レポートのまとめ方……5

II 印象材

a 弾性の比較……7
1. 各試料の調製……8
2. 測　定……10

b 寸法精度を高める操作方法……13
1. 原型製作……14
2. 個人トレーの製作……14
3. 印象採得……15
4. 固定操作……15
5. 石膏注入……15
6. 観測および計測……16

c アンダーカット部の寸法精度……17
1. 印象採得……18
2. 固定操作……18
3. 石膏模型の製作……19
4. 観察および計測……19

III 模型材（石膏）

a 練和方法……21
1. 手練和……22
2. 機械練和（真空練和）……22
3. 石膏表面の観察……22

b 硬化時間……25
1. 硬化時間の測定……26

c 硬化時の温度上昇……29
1. 円筒の製作……30
2. 温度計の挿入……30
3. 石膏の練和と注入……30
4. 温度の測定……30

d 硬化膨張……33
1. 硬化膨張の測定……34

e 圧縮強さ……37
1. 試料の製作……38
2. 圧縮強さの測定……38

IV ワックス

a 加圧短縮率（フロー）……41
1. 試料の製作……42
2. 試料の測定……43
3. 加圧短縮率（フロー）の測定……44

b ワックスの熱膨張 ……………47
① 試料の製作……48
② 寸法変化の測定……48

V レジン

a レジン粉液の膨潤時間 ………51
① レジンの混和……52
② 条件温度の設定……52
③ 膨潤状態の観察……53

b 重合時の温度上昇と気泡 ………55
① 熱電対の調整……56
② 原型の埋没……57
③ 脱 型……57
④ 予備重合……58
⑤ レジンの塡入……58
⑥ 重 合……59
⑦ レジン成形物の割り出し……59
⑧ 仕上げ……59
⑨ 観 察……59

c 重合と寸法精度 ………………61
① 作業用模型の製作……62
② ワックスパターンの製作……62
③ 埋 没……63
④ ワックスの除去……63
⑤ レジン分離剤の塗布……64
⑥ レジンの塡入……64
⑦ 重 合……65

⑧ 研 磨……65
⑨ 寸法精度の測定……65

d 強度試験 ………………………67
① 試料の製作……68
② 引張試験……69
③ 曲げ強さ試験……71

VI 陶 材

内部気泡の観察と機械的強さ ………73
① 試料の製作……74
② 内部気泡の観察……76
③ 陶材の曲げ試験……77

VII 金 属

a 組織の観察 ……………………79
① 試料の準備……80
② 試料表面の研磨……80
③ 試料表面の腐食……81
④ 金属顕微鏡による観察……81

b 加工硬化と再結晶軟化 …………83
① 圧延加工……84
② 焼なまし……84

c 合金の硬化熱処理 ………………87
① 試料の製作……88
② 硬さの測定……88

CONTENTS

③ 溶体化処理……88
④ 硬化熱処理……89

Ⅷ 埋没材

a 硬化膨張……91
① 測定装置の製作……92
② 硬化膨張率の測定……92

b 熱膨張……95
① 試料の製作……96
② 熱膨張率の測定……97

c 圧縮強さ……99
① 試料の製作……100
② 圧縮強さの測定……100

Ⅸ 精密鋳造

a 鋳造冠の寸法精度……103
① ワックスパターンの製作……104
② 埋　没……106
③ 鋳造リングの焼却……108
④ 鋳　造……109
⑤ 適　合……109
⑥ 測　定……110

⑦ 研　磨……111

b MODインレーの寸法精度……113
① ワックスパターンの製作……114
② 埋　没……114
③ 鋳造リングの焼却……114
④ 鋳　造……114
⑤ 適　合……114
⑥ 測　定……115
⑦ 研　磨……115

Ⅹ ろう付け

a ろう付け法……117
① 自在ろう付け……118
② 埋没ろう付け……120

b ろう付け部の強さ……123
① 試料の製作……124
② 引張強さの測定……125

Ⅺ 歯科材料の機械的性質と試験法

① 試料の準備……128
② 引張試験……128

■本書の使用方法　　【　　】内は，実習で使用する製品名を記入して下さい．
　　　　　　　　　（　　）内は，量や時間，長さ，大きさなどの数値を記入して下さい．

I データ処理法概説

　歯科技工士にとって，補綴装置（修復物）をいかにすみやかに，精度よく成形するかが重要である．歯科理工学とは，金属材料，高分子材料，セラミック材料などのさまざまな材料の物理的，化学的，生物学的性質と，材料の成形法の両面から補綴装置（修復物）を理解する学問で，理工学実習では，得られたデータを考察し，結論を導き出して事実を裏づけ，より深い知識を得ることが求められる．

　ここでは，理工学実習を行うにあたり，標本（サンプル），標本数（サンプルサイズ），測定などについての概要とデータ処理法の基本的概念，およびレポートの基本について解説する．

① サンプルとサンプルサイズ

　実験的研究では，研究対象である実験群と，得られた結果を比較するための対照群（コントロール群）から構成される．

　実験は1回の試験で終わるのではなく，少なくとも5～10回は行って平均値や標準偏差（ばらつき）などを求め，可能な限りサンプルサイズを増加させて行ったほうがより信頼性が得られやすくなる．

② 測定，観察

　測定とは，統計的に処理が可能な数値に変換するプロセスのことである．実験方法は明確に説明できるものとし，できるだけ標準的で新しい方法で測定を行う必要がある．精密機器などを用いて測定する場合には，測定者による誤差（測定機器の操作上の問題），測定手段（操作する手順，条件および環境）による誤差，およびサンプルの誤差（サンプルの不均一化）などが生じるおそれがあるので，そのような誤差をなくすために，測定方法に関するマニュアル（測定条件，測定方法および測定手段など）を研究プロトコールに記載し，測定方法について反復トレーニングを行うとよい．

　観察を行う際は，みたり，触ったり，計ったりすることでできるだけ多くの情報を得るようにしたい．1つの試料だけでなく，それと同じ条件の試料を数多く観察し，得られた情報をデータ化（数値化）することが必要不可欠である．

I データ処理法概説

❸ 数学関数と統計関数

実験・研究に必要な数学関数と統計関数を表1に示す．数学関数・統計関数とは，数値の合計，数値の平均および数値の標準偏差などを求める関数で，これらの関数を使えばデータの集計や分析を効率よく行うことができる．

数学関数には，おもに数値を計算するときに必要なものが全部で52種類あり，統計関数には，統計データを分析するのに必要なものが全部で71種類ある．

表1　実験・研究で頻繁に用いる数学関数と統計関数

分類	関数書式	関数の機能
数学関数	SUM（入力データ）	数値の合計を算出
	PRODUCT（入力データ）	数値の積を算出
統計関数	AVERAGE（入力データ）	数値の平均値を算出
	AVEDEV（入力データ）	データ全体の平均値に対する個々の平均偏差を算出
	MAX（入力データ）	数値の最大値を算出
	MIN（入力データ）	数値の最小値を算出
	COUNT（入力データ）	数値の個数を算出
	RANK（入力データ）	指定範囲中での数値の順番を算出
	STDEV（入力データ）	数値の標準偏差（ばらつき）を算出

❹ データ入力と検証

データを入力して新しいファイルを作成したら，ただちに項目ごとの最小値，最大値や頻度をみて，変な数値（異常に大きすぎたり，小さすぎたりする数値）がないかどうかを確認する．このデータ検証（データクリーニング）に十分時間を費やすことが重要である．

❺ グラフや表の作成

得られたデータについては，表やグラフを用いてわかりやすく表現し，データをみた人がデータの相互関係を直感的に理解できるように心がける．グラフには適した用途があるので，グラフを用いる際には，そのグラフによって何をどのように示したいのかを明確にして，種類を選択する．

表2　グラフの種類と選択基準

データ（量的）の差を明確にしたい場合	棒グラフ
データが全体に占める割合をみたい場合	円グラフか帯グラフ
データの経時的な変動をみたい場合	折れ線グラフか連続帯グラフ
データの相互関係をみたい場合	散布図（相関図）
複数のデータのバランスをみたい場合	レーダーチャート

6 統計処理

　実験結果から得たある2つの値については，その差に統計的な意味があるかどうかを判断する必要がある．たとえば，AクラスとBクラスで同一試験を行った場合，Aクラスの平均点は60点，Bクラスの平均点は50点という結果が出たとする．この平均点の10点の差から，「AクラスとBクラスの試験結果には差がある」と言い切るためには，統計的裏付けを取らなければならない．その裏付けとなる判断をするのが**有意差検定（有意性検定）**である．

　検定の手順としては，まず「AクラスとBクラスの試験結果は同じである」という仮説をたてる（帰無仮説）．そして，実際の試験結果から，AクラスとBクラスの試験結果が「同じになる」確率を計算する．この確率が十分に小さければ，「試験結果は同じである」という仮説を捨て，「試験結果は同じではない（＝差がある）」すなわち「統計的にみて有意差がある」とみなすことができる．このとき捨て去った「試験結果は同じである」確率のことを**有意水準**または**危険率（p）**といい，たとえば5％の有意水準とは，「5％の確率で，試験結果に差があるという判断が誤る」ということを意味する．

　この「5％の有意水準」は「95％の信頼度」といい換えることもできる．「95％の信頼度で有意差がある」ということは，上記の例では「95％の信頼度（確かさ）でAクラスとBクラスでの試験結果には差がある」ということである．

　このように，統計処理で有意差があることを検証するときは，差がないと考えられる確率を（状況に見合った方法で）計算し，その確率が非常に小さいから有意差があるという方法をとる．ある検定を行った結果，求められた危険率（p）が十分小さければ差があると考えられ，危険率（p）が小さければ小さいほど，その差は偶然では起こりそうもない差であることを意味する．

　統計処理を行う際には，コンピュータで専用ソフトを用いることで正確な危険率（p）が求められる．有意水準の表現法としては「5％（$p<0.05$）」や「1％（$p<0.01$）」がよく用いられる．

7 検定モデルの選択

　統計手法は，得られたデータ間に有意な差があるかどうかを検定するためのものである．しかし，あらゆる検定モデルから好きなものを選択して使ってよいというものではない．

　統計手法の選択は，データの型（対応がある・対応がない，パラメトリック・ノンパラメトリック，2群（条件）の比較・3群（条件）以上の比較など）によって決まる．すなわち，適切な統計手法を選択するためには，データの型を熟知する必要がある（**表3～5**）．

I データ処理法概説

表3 対応がある・ないで用いられる統計手法

対応があるデータで用いられる統計手法	対応があるt検定（Paired t-test） ウィルコクソン検定（Wilcoxon t-test） 対応がある分散分析 (Repeated measures ANOVA) フリードマン検定 (Friedman's)
対応のないデータで用いられる統計手法	対応がないt検定（Unpaired t-test） マンホイットニー検定 (Mann-Whitney U-test) 対応がない分散分析 (Non-repeated measures ANOVA) クリスカルウオーリス検定 (Kruskal Wallis)

表4 パラメトリック・ノンパラメトリックで用いられる統計手法

パラメトリックのデータで用いられる統計手法	対応があるt検定（Paired t-test） 対応がないt検定（Unpaired t-test） 対応がある分散分析 (Repeated measures ANOVA) 対応がない分散分析 (Non-repeated measures ANOVA)
ノンパラメトリックのデータで用いられる統計手法	マンホイットニー検定 (Mann-Whitney U-test) クリスカルウオーリス検定 (Kruskal Wallis) ウィルコクソン検定（Wilcoxon t-test） フリードマン検定 (Friedman's)

表5 2群の比較と3群以上の比較で用いられる統計手法

2群の比較で用いられる統計手法	対応があるt検定（Paired t-test） 対応がないt検定（Unpaired t-test） ウィルコクソン検定（Wilcoxon t-test） マンホイットニー検定 (Mann-Whitney U-test)
3群の比較で用いられる統計手法	対応がある分散分析 (Repeated measures ANOVA) 対応がない分散分析 (Non-repeated measures ANOVA) フリードマン検定 (Friedman's) クリスカルウオーリス検定 (Kruskal Wallis)

8 レポートのまとめ方

実験・研究，実習によって得られた結果については，それを報告し，人にみてもらうためにレポートをまとめる必要がある．

レポートは下記の手順でまとめるのが基本である．

> 表題（テーマ）→ 実験・研究，実習目的 → 使用材料 → 実験・研究，実習方法 → 結果 → 考察 → 結論 → 参考・引用文献の表記

1 考 察

得られたデータをまとめ，なぜそのような結果になったのかを検討する．

※本書では，「推し量って考える」ヒントとするため，各実習における考察を設問形式で記載している．

2 結 論

結果から導き出された考えを簡潔にまとめる．

3 参考・引用文献の表記

文献の表記の仕方は雑誌や書籍によって若干の違いがあるが，通常は以下のとおりである．

＜雑誌の場合＞

著者：表題．雑誌名，巻（号）：はじめの頁〜おわりの頁，発行年．

（例）宮崎　隆：わかって楽しい歯科理工学．歯科技工，27（4）：452〜462，1999．

＜書籍の場合＞

著者：書名．ページ数，発行所，発行地，発行年．

（例）中村正明ほか：新歯科技工士教本 歯科理工学．203，医歯薬出版，東京，2009．

■**参考図書**

統計やデータ処理についてもっと詳しく知りたい人には，以下の書物をお薦めする．

① 初歩からしっかり学ぶ実習統計学入門．涌井良幸ら，技術評論社，2011．
② マンガでわかる統計学．高橋　信，オーム社，2004．
③ やさしい実験計画法．高橋　信，オーム社，2009．

II 印象材

a 弾性の比較

〔実習の概要〕

技工物を製作する際に不可欠な材料の一つとして印象材がある．印象材をおもに使用する口腔内は非常に複雑な形をしているので，その形を再現するために印象材には弾性が求められる．その弾性の目安となるのが印象材の弾性ひずみ，永久ひずみである．
ここでは，各種弾性印象材の弾性ひずみおよび永久ひずみを定荷重圧縮試験で測定し，その変化値を比較して，各種印象材の有する特性を検討する．

●使用材料
（1）アルジネート印象材　　　　　　　　（2）シリコーンゴム印象材
（3）複模型用寒天印象材　　　　　　　　（4）ワセリン
（5）水　　　　　　　　　　　　　　　　（6）ティッシュペーパー

●使用機器
（1）試料用金型（内径 13 mm，高さ 20 mm）
（2）試料外側金型（内径 30 mm，高さ 16 mm）
（3）ラバーボウル　　　　　　　　　　　（4）スパチュラ
（5）練和紙　　　　　　　　　　　　　　（6）メスシリンダー
（7）電子天秤　　　　　　　　　　　　　（8）恒温水槽
（9）ガスコンロ　　　　　　　　　　　　(10)　なべ（大，小）
(11)　ガラス板　　　　　　　　　　　　(12)　スクリュークランプ
(13)　ストップウォッチ
(14)　1/100 mm ダイヤルゲージ付き定荷重圧縮試験機

II 印象材
a 弾性の比較

〔実習方法〕

① 各試料の調製

1 アルジネート印象材の調製

① ラバーボウルにアルジネート印象材を10gとり，メーカー指定の混水量で均質になるように練和する．

アルジネート印象材【　　　　　】

② 練和したアルジネート印象材を試料外側金型に注ぎ，そのなかにさらに試料用金型を埋入する．

気泡を入れないように注意する．

③ 埋入を完了したら，試料用金型をガラス板で押さえてスクリュークランプで固定し，20〜25分間放置する．

室温大気中で放置する場合は，離水を避けるために，濡れたガーゼで包むなどの配慮が必要である．

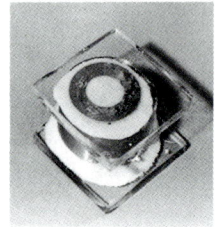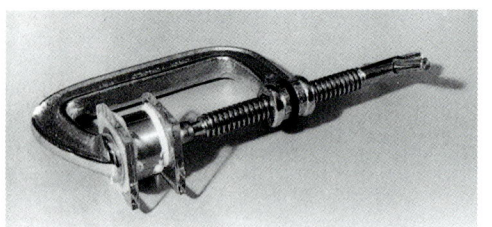

2 シリコーンゴム印象材の調製

① 練和紙にベースおよびキャタリストを均等かつ同じ長さ（10 cm）だけとり，スパチュラで色が均一になるまで練和し（約30〜40秒），気泡を入れないように薄くのばす．

シリコーンゴム印象材【　　　　　】

② 練和したシリコーンゴム印象材を試料外側金型に注ぎ，そのなかにさらに試料用金型を埋入する．

気泡が生じないように注意する．

③ 埋入を完了したら，試料用金型をガラス板で押さえてスクリュークランプで固定し，20〜25分間放置する．

試料用金型の内面およびガラス板にはワセリンを塗布する．

❸ 複模型用寒天印象材の調製

① 細かく砕いた複模型用寒天印象材を 100 g 計量して小なべに入れ，さらに必要量の水を小なべに追加し，この小なべを沸騰水に浮かべて均一に溶解するまで適当に攪拌を繰り返す．
複模型用寒天印象材【　　　　　　　】

② 均質なゾルに溶解したら小なべを取り出し，攪拌しながら 50℃ まで放冷する．

③ 50℃ になったら試料外側金型に八分目ぐらいまで注入し，そのなかにさらに試料用金型を埋入する．

④ 埋入を完了したら，試料用金型をガラス板で押さえてスクリュークランプで固定し，水中に約 25 分間放置する．

Check Point!

複模型用寒天印象材には，メーカーの指示により水の追加を必要としないものもある．

ゲルコンディショナーを用いることもある．

室温大気中で放置する場合は，離水を避けるために，濡れたガーゼで包むなどの配慮が必要である．

II 印象材
a 弾性の比較

❷ 測定

① 練和開始から30分以内にスクリュークランプをはずし，試料を取り出してダイヤルゲージ付き定荷重圧縮試験機に移す．

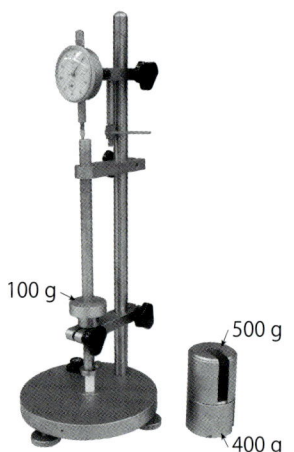

② 100 gf/cm² の荷重を加え，30秒経過後のダイヤルゲージの目盛りを読み取って，これをAとする．

③ 100 gf/cm² の荷重を加えてから60秒経過後，総荷重が1,000 gf/cm² となるよう追加荷重を10秒間で行う．

④ 1,000 gf/cm² の荷重を加えてから20秒経過後，ふたたびダイヤルゲージの目盛りを読み取って，これをBとする．

⑤ 1,000 gf/cm² の荷重を加えてから60秒経過後，全荷重を取り除き，60秒間放置する．

⑥ ふたたび100 gf/cm² の荷重を30秒加え，ただちに試験機のプランジャーを固定してダイヤルゲージの目盛りを読み取り，これをCとする．

⑦ AとBとの差を試験片のもとの高さ（20 mm）で除し，100倍したものを100 gf/cm² から1,000 gf/cm² の間の弾性ひずみとする．

$$弾性ひずみ（\%）= \frac{B-A}{20} \times 100$$

⑧ AとCとの差を試験片のもとの高さ（20 mm）で除し，100倍したものを永久ひずみとする．

$$永久ひずみ（\%）= \frac{C-A}{20} \times 100$$

⑨ それぞれ3回ずつ測定し，平均値を0.1％まで記録する．

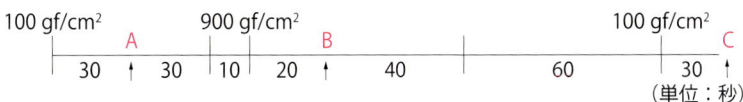

〔結果〕

アルジネート印象材【　　　　　　　】

試料 No.	A（30 秒後）	B（90 秒後）	C（220 秒後）
1	mm	mm	mm
2	mm	mm	mm
3	mm	mm	mm

シリコーンゴム印象材【　　　　　　　】

試料 No.	A（30 秒後）	B（90 秒後）	C（220 秒後）
1	mm	mm	mm
2	mm	mm	mm
3	mm	mm	mm

複模型用寒天印象材【　　　　　　　】

試料 No.	A（30 秒後）	B（90 秒後）	C（220 秒後）
1	mm	mm	mm
2	mm	mm	mm
3	mm	mm	mm

印象材の種類	弾性ひずみ 1	2	3	平均	永久ひずみ 1	2	3	平均
アルジネート印象材								
シリコーンゴム印象材								
複模型用寒天印象材								

ひずみ（％）

■考察■

① 弾性ひずみとは何か．また，永久ひずみとは何か．それらが模型の精度にどのように影響するか．

② 各種印象材のなかで，大きなアンダーカットにも対応できる印象材はどれか．

③ 逆に，アンダーカットの大きな症例に対応できない印象材はどれか．

Ⅱ 印象材

b 寸法精度を高める操作方法

〔実習の概要〕

ハイドロコロイド印象材は硬化後の寸法安定性に乏しく，印象精度は操作方法に大きく左右される．

ここでは，ハイドロコロイド印象材であるアルジネート印象材を用いて，ハイドロコロイド印象材特有の寸法変化の原因を理解し，印象採得の寸法精度を高めるための適切な操作方法を習得することを目的とする．

また，寸法精度には直接影響を与えないが，石膏模型表面の性状をよくする固定液についてもその操作方法を習得する．

● 使用材料
（1）パラフィンワックス　　　　　　　（2）トレー用レジン
（3）アルジネート印象材　　　　　　　（4）普通石膏
（5）硬質石膏　　　　　　　　　　　　（6）水
（7）固定液（硫酸亜鉛 2％水溶液または硫酸カリウム 2％水溶液）

● 使用機器
（1）金属製模型床金型またはゴム陰型　（2）ノギス
（3）プラスチックボウル，ラバーボウル（4）スパチュラ
（5）メスシリンダー　　　　　　　　　（6）電子天秤
（7）ハンドピース　　　　　　　　　　（8）ラウンドバー
（9）ガラス板　　　　　　　　　　　　（10）ビーカー
（11）ストップウォッチ　　　　　　　　（12）読み取り顕微鏡

〔実習方法〕

Check Point!

① 原型製作

無歯顎をきわめて単純化した形状として，金属製模型床金型をそのまま用いるか，ゴム陰型に硬質石膏を注入して石膏模型を製作し原型とする．

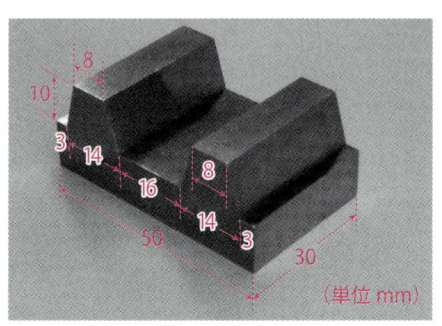

8
10
3
14
16
8
14
3
50
30
(単位 mm)

② 個人トレーの製作

① 原型の基底部を除く全面にパラフィンワックスを2枚，厚さを均一にして圧接し，個人トレーのスペーサーを製作する．

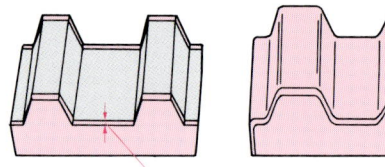

パラフィンワックス2枚
最初は側面から
圧接する
それから上部に
圧接する

② トレー用レジンを計量し，プラスチックボウル中で練和する．

トレー用レジン【　　　　　　　　　　】

粉（　　　　）g，液（　　　　）ml

③ トレー用レジンの練和物を，スペーサー全体を覆うように2～3 mm の厚さに圧接する．

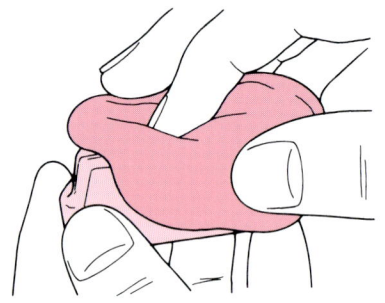

④ トレー用レジン硬化後，トレー用レジンの硬化反応熱によりパラフィンワックスが軟化状態にあるときに原型を取り出す．

⑤ 個人トレーに付着したパラフィンワックスを除去した後，印象材を保持するための孔をあける．

ハンドピース
ラウンドバー

263-01701

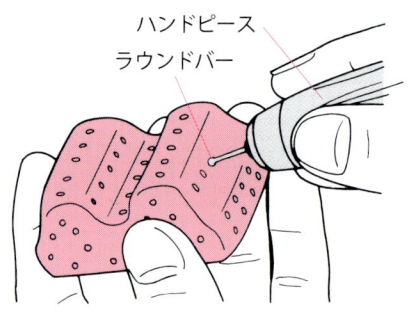

Check Point!

❸ 印象採得

① アルジネート印象材をラバーボウル中で練和する．
　　アルジネート印象材【　　　　　】

② 均質な印象材の練和物を個人トレーに盛る．

原型に石膏を用いた場合は室温水中で5分間吸水させる．

③ 原型にも印象材を1層盛りつけ，ガラス板上におき，上部から個人トレーを静かに圧接する．印象材が硬化するまで，軽く一定の力で加圧する．

❹ 固定操作

① 印象材の硬化後，原型を取り除いた陰型を固定液に1分間浸漬する．

固定操作の目的を習得するため，❺の条件によっては固定操作を行わない場合もある．

② 陰型を固定液より取り出し，表面に付着している水分を除去する．

❺ 石膏注入

① 石膏を必要量とり，標準混水比で1分間練和する．
　　普通石膏【　　　　　】（　　　）g，W/P =（　　　）
　　硬質石膏【　　　　　】（　　　）g，W/P =（　　　）

② 以下の4つの条件におかれた陰型に石膏を注入する．
　条件A：印象採得後ただちに固定操作を行い，石膏を注入する．
　条件B：印象採得後，固定操作を行わず，ただちに石膏を注入する．
　条件C：印象採得後，陰型を大気中に1時間放置し，固定操作を行わずに石膏を注入する．
　条件D：印象採得後，陰型を室温水中に1時間放置し，固定操作を行わずに石膏を注入する．

Ⅱ 印象材
b 寸法精度を高める操作方法

❻ 観測および計測

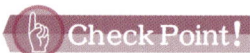

① 石膏注入から1時間経過後，陰型から取り出し，石膏模型の表面を観察する．

② 原型および石膏模型の基準部位を読み取り顕微鏡で計測する．

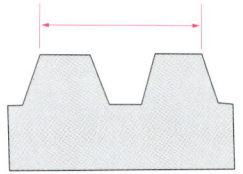

③ 計測値より寸法変化率を求め，印象採得時の寸法精度を調べる．

$$寸法変化率（\%） = \frac{l_1 - l_0}{l_0} \times 100$$

l_0：原型の寸法（mm）

l_1：石膏模型の寸法（mm）

〔結果〕

条件 A

	表面状態	l_1	l_0	寸法変化率（％）
普通石膏		mm	mm	
硬質石膏		mm	mm	

条件 B

	表面状態	l_1	l_0	寸法変化率（％）
普通石膏		mm	mm	
硬質石膏		mm	mm	

条件 C

	表面状態	l_1	l_0	寸法変化率（％）
普通石膏		mm	mm	
硬質石膏		mm	mm	

条件 D

	表面状態	l_1	l_0	寸法変化率（％）
普通石膏		mm	mm	
硬質石膏		mm	mm	

■考察■

① ハイドロコロイド印象材特有の寸法変化の原因は何か．

② 固定操作の目的は何か．

③ アルジネート印象材の硬化機構について考えよ．

263-01701

Ⅱ 印象材

C アンダーカット部の寸法精度

> 〔実習の概要〕
>
> 各種弾性印象材はアンダーカットのある歯列を印象することができる．しかし，印象材のもつ弾性ひずみや永久ひずみの大きさは種類によって異なり，アンダーカット部の寸法精度に大きな影響を与える．
> ここでは，アルジネート印象材のもつ諸性質がアンダーカット部の印象採得時の寸法精度にどのような影響を与えるか理解することを目的とする．

●使用材料
(1) アルジネート印象材　　　　　　(2) 普通石膏
(3) 硬質石膏　　　　　　　　　　　(4) 水
(5) 固定液（硫酸亜鉛2%水溶液または硫酸カリウム2%水溶液）

●使用機器
(1) 金属製原型（円筒部が直径10 mm，8 mm，6 mmの3種類）
(2) ロッキングツィーザー　　　　　(3) リング
(4) ラバーボウル　　　　　　　　　(5) スパチュラ
(6) 電子天秤　　　　　　　　　　　(7) メスシリンダー
(8) ビーカー　　　　　　　　　　　(9) ガラス板
(10) ストップウォッチ　　　　　　　(11) 読み取り顕微鏡
(12) ノギス

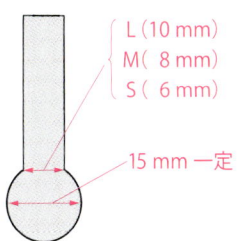

Ⅱ 印象材
c アンダーカット部の寸法精度

〔実習方法〕

❶ 印象採得

① 金属製原型の球部がリングの中央部になるように，円筒部をロッキングツィーザーで固定する．

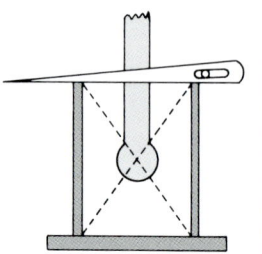

② アルジネート印象材をラバーボウル中で練和する．

アルジネート印象材【　　　　　】
粉（　　　）g，水（　　　）ml

③ 均質な印象材練和物をリング内に詰め，ガラス板上におく．

④ 金属製原型にも印象材を１層盛りつけ，リング内の中央部に挿入する．

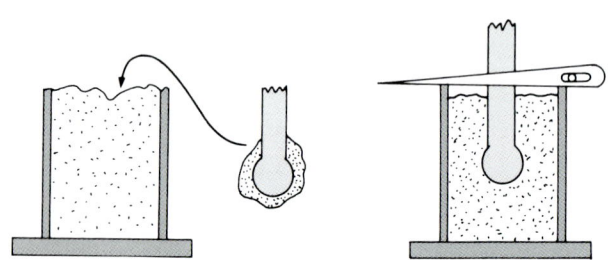

⑤ 印象材硬化後，金属製原型を一気に引き抜く．

❷ 固定操作

① 金属製原型を取り除いた陰型を固定液に１分間浸漬する．

② 固定液から取り出した陰型の内部に付着している水分を除去する．

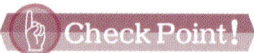

気泡が混入しないように注意する．

> Check Point!

❸ 石膏模型の製作

① 石膏を必要量とり，標準混水比で1分間練和する．

普通石膏【　　　　　　　　】（　　　　）g，W/P ＝（　　　　）

硬質石膏【　　　　　　　　】（　　　　）g，W/P ＝（　　　　）

気泡が混入しないように注意する．

② 石膏を陰型に注入する．

③ 石膏注入から1時間経過後，印象材を切り裂き，石膏模型を取り出す．

❹ 観察および計測

① 取り出した石膏模型の表面を観察する．

計測時には石膏模型を摩耗させないように注意する．

② 金属製原型および石膏模型の球部と円筒部の直径をノギスで計測する．金属製原型および石膏模型の計測部位を同一にすることが困難なため，計測は角度を変えた位置で3回ほど行い，平均値を求める．

③ 計測値より寸法変化率を求め，印象採得時の寸法精度を調べる．

$$寸法変化率（\%） = \frac{d_p - d_0}{d_0} \times 100$$

d_0：金属製原型の寸法（mm）

d_p：石膏模型の寸法（mm）

II 印象材
c アンダーカット部の寸法精度

(結果)

試料		L		M		S	
表面状態							
計測部位		円筒部直径	球部直径	円筒部直径	球部直径	円筒部直径	球部直径
計測値 d_0	1	mm	mm	mm	mm	mm	mm
	2	mm	mm	mm	mm	mm	mm
	3	mm	mm	mm	mm	mm	mm
	平均値	mm	mm	mm	mm	mm	mm
計測値 d_p	1	mm	mm	mm	mm	mm	mm
	2	mm	mm	mm	mm	mm	mm
	3	mm	mm	mm	mm	mm	mm
	平均値	mm	mm	mm	mm	mm	mm
寸法変化率 (%)							

■考察■

① 印象材の弾性ひずみが印象採得時の寸法安定性に及ぼす影響はどうか．

② 印象材の永久ひずみが印象採得時の寸法安定性に及ぼす影響はどうか．

③ 印象採得時の注意事項は何か．

Ⅲ 模型材（石膏）

a 練和方法

〔実習の概要〕

石膏の諸性質は練和方法によって影響を受けるため，石膏の練和では水と石膏粉末が均質で，しかもできるだけ気泡を含有しないように心がけるべきである．
ここでは，できるだけ気泡を含有しない練和物を得る目的で石膏の練和方法を習得し，気泡含有程度を観察する．

● 使用材料
（1）普通石膏　　　　　　　　　　　（2）硬質石膏
（3）水

● 使用機器
（1）メスシリンダー　　　　　　　　（2）ラバーボウル
（3）スパチュラ　　　　　　　　　　（4）電子天秤
（5）バイブレーター　　　　　　　　（6）プラスチック容器
（7）真空練和器　　　　　　　　　　（8）ストップウォッチ
（9）ゴムリング（内径 20 mm，高さ 30 mm）または試験管
（10）耐水ペーパー　　　　　　　　　（11）拡大鏡

■ JIS による練和方法

適量の水を石膏練和器にとり，石膏 100 g を 30 秒かけてふりかけるように入れ，30 秒静止後，1 分間 100 回転の速さ（100 rpm）で 2 分間練和する．

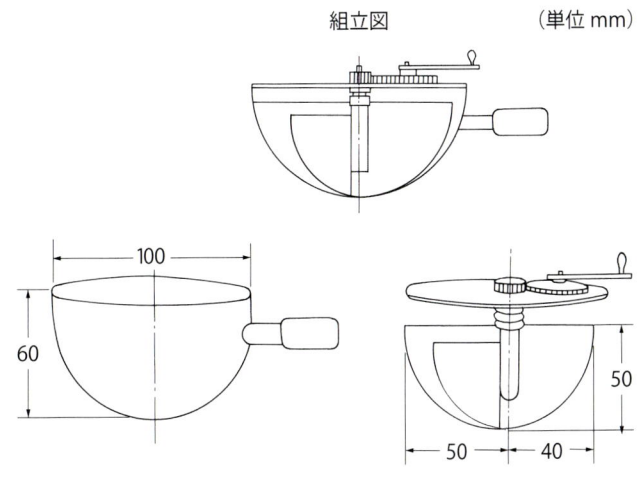
組立図　　（単位 mm）

Ⅲ 模型材（石膏）
a 練和方法

〔実習方法〕

❶ 手練和

① 適量の水をメスシリンダーで計量してラバーボウルにとり，そのなかに石膏を静かに入れて，スパチュラで60秒間（120回転/分）練和する．

普通石膏【　　　　　　　】（　　　）g，W/P =（　　　）

硬質石膏【　　　　　　　】（　　　）g，W/P =（　　　）

② 練和後，30秒間バイブレーターにかけて気泡を浮き上がらせ，消泡する．

❷ 機械練和（真空練和）

① 計量した水をプラスチック容器にとり，このなかに石膏を入れて水と石膏をなじませる．

② 真空練和器のハネを回転させると同時に容器内を減圧させ，60秒間練和する．

③ 練和後，減圧下で30秒間バイブレーターにかけて消泡する．

❸ 石膏表面の観察

① 2種類の練和方法によりできた普通石膏泥，硬質石膏泥を，気泡が入らないようにゴムリングまたは試験管の側壁に沿わせながらバイブレーター上で注入する．

② 石膏が硬化したら，石膏を取り出す（試験管は軽く打ち砕く）．

③ 一つの面を耐水ペーパーで仕上げる．

④ 表面が乾燥した時点で拡大鏡で観察し，気泡の最も多い部位をスケッチする．

Check Point!

注入後すぐに真空練和器を清掃しておく．

〔結果〕

＜拡大鏡による観察図＞

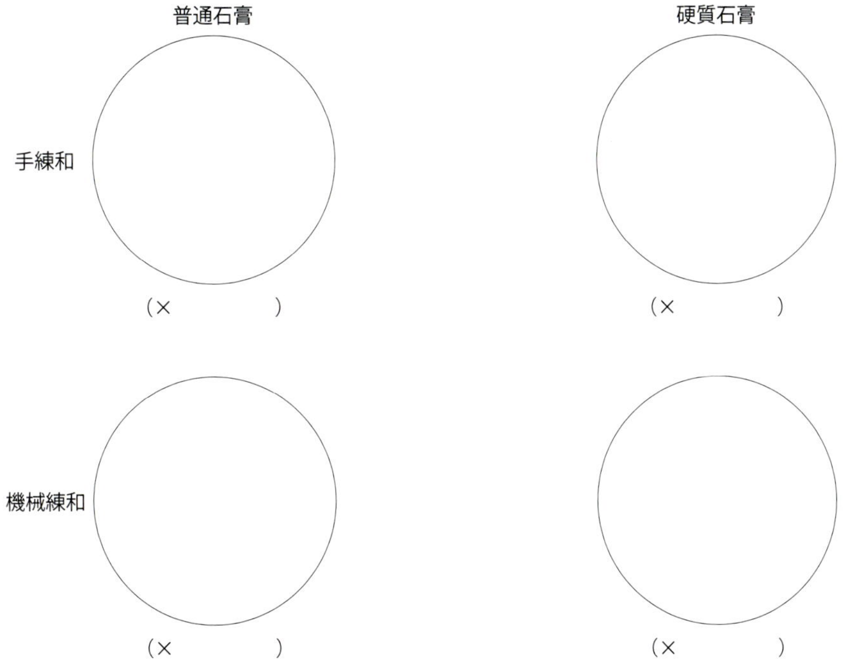

	普通石膏	硬質石膏
手練和	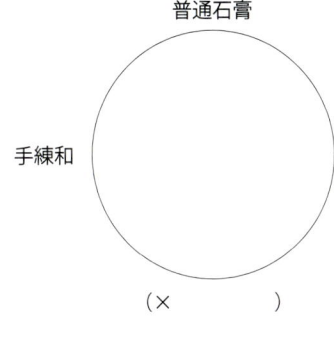 (×)	 (×)
機械練和	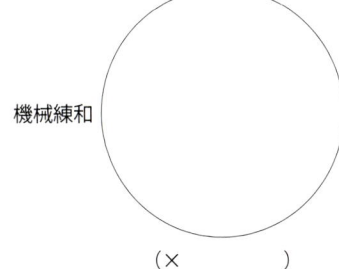 (×)	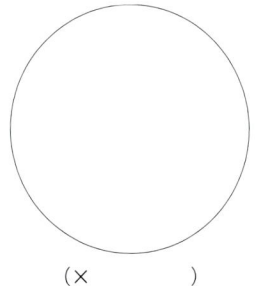 (×)

■考察■

① 普通石膏と硬質石膏ではどのような差があるか．

② 手練和と機械練和ではどのような差があるか．

③ それぞれの条件において，どの部分に気泡が多く発生するか．

Ⅲ 模型材（石膏）

b 硬化時間

〔実習の概要〕

石膏の硬化時間は混水比，練和時間，練和速度，温度，薬剤（促進剤，遅延剤）の添加および保存条件などに左右される．なかでも促進剤，遅延剤の添加はその影響が大きいため，石膏の硬化時間を調節するための方法として利用されている．しかし，これらは濃度によってその効果が大きく左右されるので，用いる場合には十分な注意が必要である．
ここでは，いろいろな条件で練和した石膏の硬化時間を測定し，薬剤の添加や練和条件が硬化時間に及ぼす影響を検討する．石膏の硬化時間を知ることにより，技工操作の段取りを組むことが容易になる．

● 使用材料
(1) ワセリン　　　　　　　　　　　　　(2) 普通石膏
(3) 水　　　　　　　　　　　　　　　　(4) 食塩水（1，2，4，10，20％）
(5) ホウ砂水溶液（0.2，0.4，0.7，1，2％）　(6) ガーゼ

● 使用機器
(1) ビッカー針　　　　　　　　　　　　(2) ガラス板
(3) ラバーボウル　　　　　　　　　　　(4) スパチュラ
(5) メスシリンダー　　　　　　　　　　(6) ビーカー
(7) 電子天秤　　　　　　　　　　　　　(8) 薬包紙
(9) 温度計　　　　　　　　　　　　　　(10) ストップウォッチ
(11) 円筒形金型またはゴムリング（内径 20 mm，高さ 30 mm）

Ⅲ 模型材（石膏）
b 硬化時間

〔実習方法〕

① 硬化時間の測定

① ビッカー針（針の直径2mm，重量300g）の針にワセリンを塗布する．

② 円筒形金型またはゴムリングの内面にワセリンを塗布してガラス板上におき，練和した石膏泥を注入する．
普通石膏【　　　　　】

③ 石膏泥の上部を平らにし，ビッカー針に設置する．

④ 1分ごとに部位を変えながら針を下ろして測定する．

⑤ 硬化時間が近づいてきたら（針がゴムリングの中ぐらいで止まったら），以降は15秒ごとに測定する．

⑥ 石膏泥中に1mm入る時間を硬化時間とする（JIS規格）．

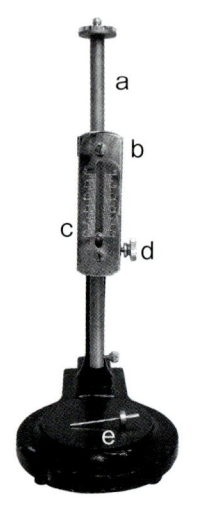

a：プランジャー
b：目盛板
c：指標
d：止めネジ
e：針（直径2mm）

Check Point!

練和は各種条件に基づき行う（混水比，練和時間，水温，促進剤，遅延剤）．

針先は下ろすごとにガーゼで清掃する．

硬化時間が近づくまでは針先が基底部まで落下し，針先を変形させることがあるので注意する．

硬化時間が30分以上のときは，そのことを明記して「硬化せず」とする．

(結果)

混水比と練和時間による影響（使用した水の温度　　　℃）

粉末（g）	水量（ml）	練和時間（秒）	硬化時間	
50	25	30	分	秒
50	25	60	分	秒
50	25	120	分	秒
50	30	30	分	秒
50	30	60	分	秒
50	30	120	分	秒
50	35	30	分	秒
50	35	60	分	秒
50	35	120	分	秒

水温による影響

粉末（g）	水量（ml）	練和時間（秒）	水温（℃）	硬化時間	
50	25	30	20	分	秒
50	25	30	30	分	秒
50	25	30	50	分	秒
50	25	30	100	分	秒

促進剤（食塩水）による影響（使用した食塩水の温度　　　℃）

粉末（g）	水量（ml）（食塩水）	練和時間（秒）	硬化時間	
50	25（1%）	30	分	秒
50	25（2%）	30	分	秒
50	25（4%）	30	分	秒
50	25（10%）	30	分	秒
50	25（20%）	30	分	秒

遅延剤（ホウ砂水溶液）による影響（使用したホウ砂水溶液の温度　　　℃）

粉末（g）	水量（ml）（ホウ砂）	練和時間（秒）	硬化時間	
50	25（0.2%）	30	分	秒
50	25（0.4%）	30	分	秒
50	25（0.7%）	30	分	秒
50	25（1%）	30	分	秒
50	25（2%）	30	分	秒

■**考察**■

① 混水比によって，硬化時間はどう変化したか．

② 練和時間によって，硬化時間はどう変化したか．

③ 水温によって，硬化時間はどう変化したか．

④ 促進剤（食塩水）によって，硬化時間はどう変化したか．

⑤ 遅延剤（ホウ砂水溶液）によって，硬化時間はどう変化したか．

Ⅲ 模型材（石膏）

C 硬化時の温度上昇

〔実習の概要〕
石膏の硬化時には発熱現象がみられるが，実際にどの程度の発熱があるのか測定する．

●使用材料
(1) パラフィンワックス　　　　　(2) ワセリン
(3) 普通石膏　　　　　　　　　(4) 水

●使用機器
(1) 鋳造リング　　　　　　　　(2) ワックス形成器
(3) ガスバーナー　　　　　　　(4) ガラス板
(5) 温度計　　　　　　　　　　(6) ラバーボウル
(7) スパチュラ　　　　　　　　(8) メスシリンダー
(9) 電子天秤　　　　　　　　　(10) ストップウォッチ

Ⅲ 模型材（石膏）
c 硬化時の温度上昇

〔実習方法〕

① 円筒の製作

鋳造リングを利用して，パラフィンワックスで円筒を製作する．

② 温度計の挿入

① パラフィンワックス円筒の側壁中央部に小孔をあける．

② 温度計にワセリンを塗布し，円筒内中心部に温度計の反応部がくるように挿入・設定する．

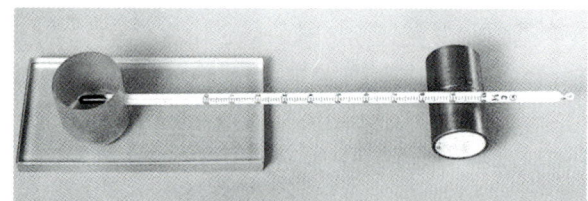

銅－コンスタンタン熱電対を用いる場合もある（熱電対先端が円筒内中心部にくるようようにする．熱電対についてはp.56参照）．

③ 石膏の練和と注入

① 円筒内相当分の石膏を標準混水比で練和する．
   普通石膏【　　　　　　　】（　　　）g, W/P ＝（　　　　　）

② 練和した石膏を円筒内に注入し，ますを切るように満たす．

④ 温度の測定

石膏を円筒内に注入後，経時的に温度上昇を測定する．

〔結果〕

時間（分）	温度（℃）	時間（分）	温度（℃）	時間（分）	温度（℃）
練和開始より2分後		22		42	
4		24		44	
6		26		46	
8		28		48	
10		30		50	
12		32		52	
14		34		54	
16		36		56	
18		38		58	
20		40		60	

■考察■

① 最高で何℃まで上昇したか．

② 練和開始から何分で最高温度に達したか．

③ 温度の上昇の仕方はどのように変化したか．

④ 石膏の硬化時間との関連はないか．

Ⅲ 模型材（石膏）

d 硬化膨張

〔実習の概要〕

石膏は硬化時に理論的には収縮するが，実際にはわずかに膨張する．正確な模型を得るためには，この膨張が小さいほどよい．

ここでは，石膏の硬化膨張を読み取り顕微鏡により測定し，石膏の種類，混水比，促進剤，遅延剤などの諸因子が硬化膨張にどのような影響を与えるかを検討する．

● 使用材料
(1) ワセリン
(2) シートワックスまたはパラフィンワックス
(3) アルミ箔またはスズ箔（0.3 mm）
(4) 普通石膏
(5) 硬質石膏
(6) 超硬質石膏
(7) 水
(8) 4％食塩水
(9) 2％ホウ砂水溶液
(10) ガーゼまたはティッシュペーパー

● 使用機器
(1) 金属トレー
(2) ガスバーナー
(3) ワックス形成器
(4) 金冠バサミ
(5) ラバーボウル
(6) スパチュラ
(7) 電子天秤
(8) メスシリンダー
(9) ビーカー
(10) ピンセット
(11) ストップウォッチ
(12) 読み取り顕微鏡

Ⅲ 模型材（石膏）
d 硬化膨張

〔実習方法〕

1 硬化膨張の測定

① 金属トレー内面にワセリンを薄く塗布し，さらに左右側をシートワックスまたはパラフィンワックスで仮着する．

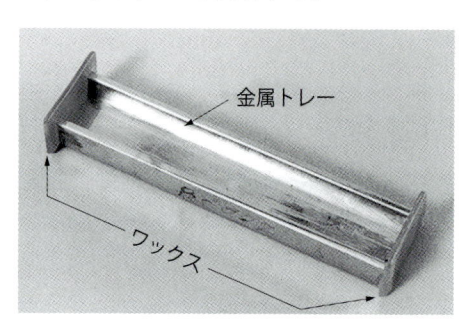

（金属トレー，ワックス）

② アルミ箔またはスズ箔をおよそ 3 mm の三角形状に金冠バサミで切り取り，これを必要数準備しておく．

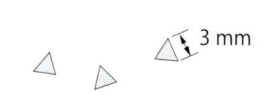

③ 石膏を必要量計量し，各条件で練和する（練和は 120 rpm を標準として統一）．

普通石膏　　【　　　　　　　】（　　　　）g
硬質石膏　　【　　　　　　　】（　　　　）g
超硬質石膏　【　　　　　　　】（　　　　）g

条件A：石膏の種類別（普通石膏，硬質石膏，超硬質石膏）
　　　　※混水比：標準，水溶液：水
条件B：混水比別（かた練り，標準，うす練り）
　　　　※石膏：普通石膏，水溶液：水
条件C：水溶液別（2％ホウ砂水溶液，水，4％食塩水）
　　　　※石膏：普通石膏，混水比：標準

④ 石膏泥を金属トレー内に流し，振動を与えて表面を平らにする．

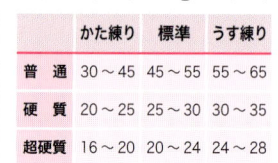

Check Point!

混水比（粉末100gに対し）

	かた練り	標準	うす練り
普通	30〜45	45〜55	55〜65
硬質	20〜25	25〜30	30〜35
超硬質	16〜20	20〜24	24〜28

Check Point!
石膏硬化後，シートワックスまたはパラフィンワックスを取りはずしておく．

⑤ 石膏泥上にアルミ箔またはスズ箔の三角片を，およそ50 mm 間隔で頂点が左右対称になるようにおき，金属トレーを読み取り顕微鏡に静置する．

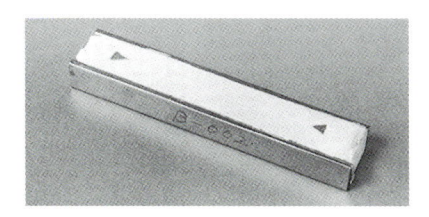

⑥ 練和開始から6分経過時の左右頂点間距離を読み取り顕微鏡で測定し，この距離を原寸 l_0 (mm) とする．

⑦ さらに練和開始から30分，60分，90分，120分後までを同様に読み取り，この距離を l_1 (mm) として記録する．

⑧ 各時間の膨張率を算出して記録する．

$$膨張率（\%）= \frac{l_1 - l_0}{l_0} \times 100$$

⑨ 同様の方法での計測をもう一度行い，平均値を0.01%まで算出してそのときの硬化膨張率とする．

■読み取り顕微鏡の目盛りの読み方

主尺は0.5 mm 目盛り，副尺は24.5 mm を50等分してあるので，主尺と副尺の1目違いは，24.5/49 − 24.5/50 = 24.5・(50-49)/(49×50) = 1/100 で0.01 mm である．副尺の0点が主尺の52.5 mm と53 mm との間にあり，主尺と副尺の線の合致する位置が副尺の18の目盛りにあるときは，52.5 + 18/100 = 52.68 mm となる．

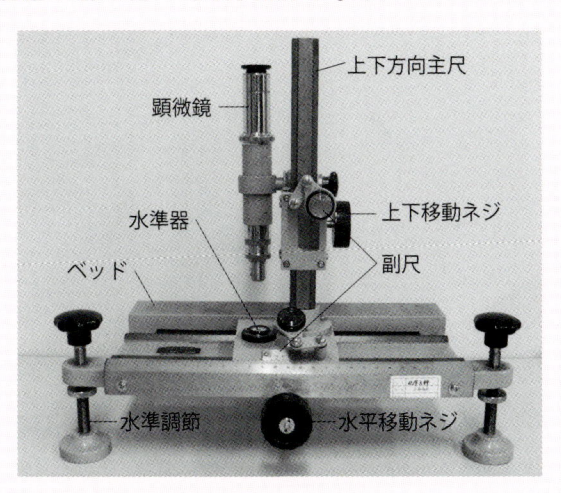

Ⅲ 模型材（石膏）

d 硬化膨張

〔結果〕

石膏の種類：　　　　　　　　混水比：　　　　　　　　水溶液の種類：

時間（分）	1		2		平　均　値
6	原寸（l_0）：　　　　mm		原寸（l_0）：　　　　mm		
	読み取り値（l_1）	膨張率（％）	読み取り値（l_1）	膨張率（％）	硬化膨張率（％）
30	mm		mm		
60	mm		mm		
90	mm		mm		
120	mm		mm		

石膏の種類：　　　　　　　　混水比：　　　　　　　　水溶液の種類：

時間（分）	1		2		平　均　値
6	原寸（l_0）：　　　　mm		原寸（l_0）：　　　　mm		
	読み取り値（l_1）	膨張率（％）	読み取り値（l_1）	膨張率（％）	硬化膨張率（％）
30	mm		mm		
60	mm		mm		
90	mm		mm		
120	mm		mm		

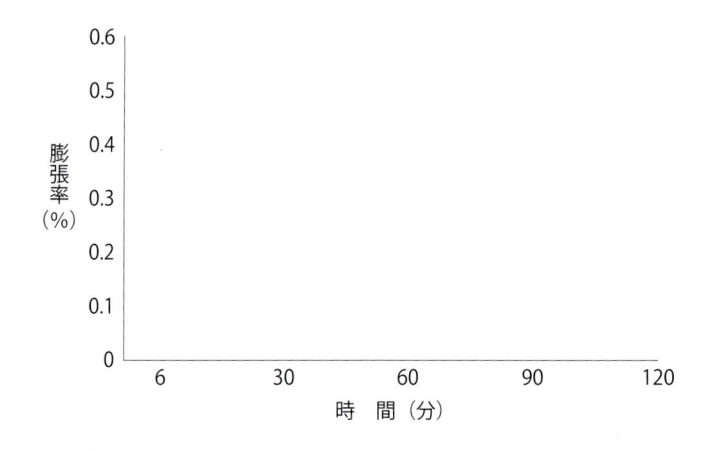

石膏の種類：　　　　　　　　混水比：　　　　　　　　水溶液の種類：

時間（分）	1		2		平　均　値
6	原寸（l_0）：　　　　mm		原寸（l_0）：　　　　mm		
	読み取り値（l_1）	膨張率（％）	読み取り値（l_1）	膨張率（％）	硬化膨張率（％）
30	mm		mm		
60	mm		mm		
90	mm		mm		
120	mm		mm		

■考察■

① 3種類の石膏の硬化膨張率の差はなぜ起こるのか．
② 硬化膨張に影響する因子（石膏の種類，混水比，添加物）はそれぞれどのように影響するか．

Ⅲ 模型材（石膏）

e 圧縮強さ

〔実習の概要〕
石膏のぬれ圧縮強さが，石膏の種類，混水比によってどのように変化するかを調べる．

●使用材料
（1）普通石膏　　　　　　　　　　（2）硬質石膏
（3）超硬質石膏　　　　　　　　　（4）水
（5）ワセリン

●使用機器
（1）ラバーボウル　　　　　　　　（2）スパチュラ
（3）メスシリンダー　　　　　　　（4）電子天秤
（5）バイブレーター　　　　　　　（6）二分割金型（内径 20 mm，高さ 30 mm）
（7）ガラス板　　　　　　　　　　（8）ストップウォッチ
（9）圧縮試験機

III 模型材（石膏）
e 圧縮強さ

〔実習方法〕

❶ 試料の製作

① 石膏を指定稠度の混水比で練和する（p.34参照）．

種類＼稠度	かた練り	標準	うす練り
普通石膏		○	
硬質石膏	○	○	○
超硬質石膏		○	

② 石膏泥をワセリンを塗布した二分割金型に流し込み，表面を平らにする．

③ 練和開始から40分経過後，試料を取り出し，大気中に保存する．

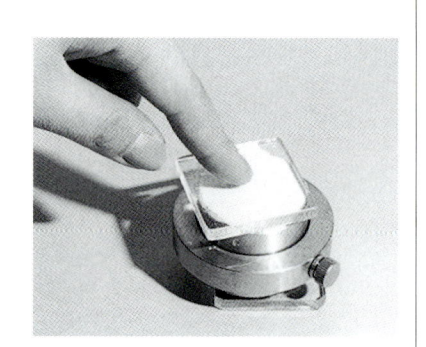

❷ 圧縮強さの測定

① 練和開始から2時間経過後，試料を圧縮試験機にかけて破壊荷重を測定する．

② 破壊荷重の計測値から圧縮強さを求める．

$$圧縮強さ(MPa) = \frac{D}{\left(\frac{d}{2}\right)^2 \pi}$$

※ JIS規格

D：破壊荷重（N）
d：試料の直径（mm）

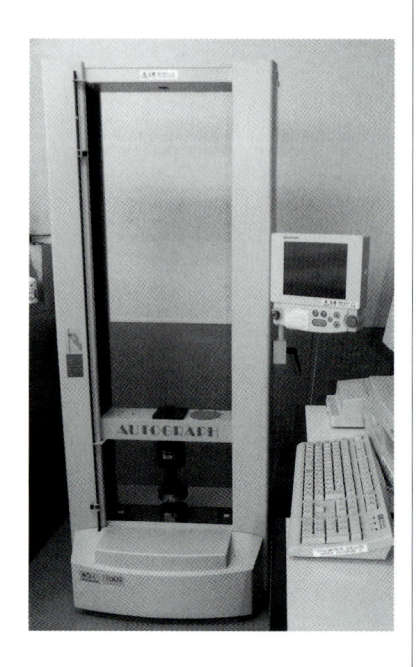

(結果)

試　料	1	2	3	4	5
石膏の種類	普通石膏	硬質石膏	超硬質石膏	硬質石膏	硬質石膏
混　水　比	標　準	標　準	標　準	かた練り	うす練り
水溶液の種類	水	水	水	水	水
試料の直径（mm）					
破壊荷重（N）					
圧縮強さ（MPa）					

■考察■

① 圧縮強さにもっとも大きな影響を及ぼす因子は何か．また，その理由は何か．

② α石膏とβ石膏の圧縮強さはおよそ何倍違うか．

Ⅳ ワックス

a 加圧短縮率（フロー）

〔実習の概要〕

ワックスは温度上昇とともに軟化する．各種歯科用ワックスに各温度ごとに一定荷重を加えたとき，ワックスのフローがどのようになるかを定荷重圧縮試験機で計測する．

実際の技工操作において，ワックスのフローはワックスパターンの変化に大きな影響を与える．したがって，ワックスを何℃ぐらいで操作すれば，より変形を防止できるのかを習得することを目的とする．

● 使用材料
（1）布またはティッシュペーパー　　　（2）ワックス分離剤
（3）インレーワックス（直接法用，間接法用）　（4）パラフィンワックス
（5）水

● 使用機器
（1）ガラス板　　　　　　　　　　　（2）小筆
（3）メロットなべ　　　　　　　　　（4）ワックス形成器
（5）ガスバーナー　　　　　　　　　（6）彫刻刀
（7）恒温水槽　　　　　　　　　　　（8）温度計
（9）マイクロメーター　　　　　　　（10）定荷重圧縮試験機
（11）ワックス試料製作用金型（内径10 mm，高さ6 mm）

IV ワックス
a 加圧短縮率（フロー）

〔実習方法〕

① 試料の製作

① 2枚のガラス板およびワックス試料製作用金型を 50 ± 5℃ に加温し，布またはティッシュペーパーなどで水分を十分ふき取る．

② 金型およびガラス板にワックス分離剤を塗布し，メロットなべ中でワックスを溶融点よりやや高めに熱し，ガラス板上の金型に少し盛り上がるまで注入する．

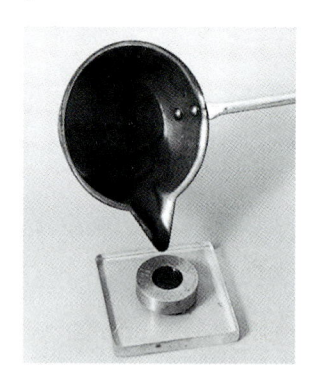

直接法用インレーワックス【　　　　　　　】
間接用法インレーワックス【　　　　　　　】
パラフィンワックス【　　　　　　　】

③ ワックスが硬化しはじめたら，分離剤を塗布したガラス板をのせて加圧する．

④ 室温まで放冷した後，上部ガラス板を取り除き，金型からはみだした過剰のワックスを彫刻刀などで削り取り，ワックス面を金型と同一平面に仕上げて金型より取り出す．

Check Point!

金型を傷つけないように注意する．

| Check Point!

マイクロメーター測定時に力を入れすぎないように注意する．力を入れすぎると変形を起こしたりワックスに食い込むなど，正確な寸法が測れない．

2 試料の測定

① 試料を50℃の恒温水中に10分間浸漬し，残留応力を解放した後，23 ± 2℃の水中に10分間浸漬する．

② 試料の厚さをマイクロメーターを用いて測定し，その値を t（mm）とする．

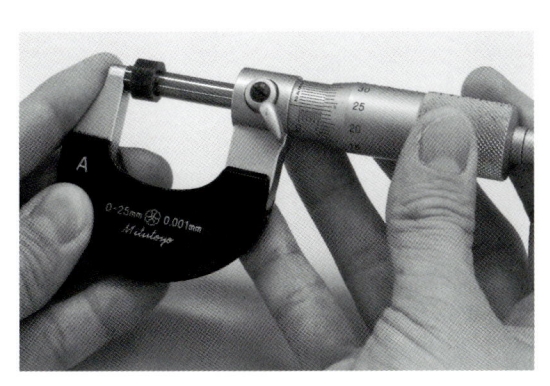

■マイクロメーターの使用法

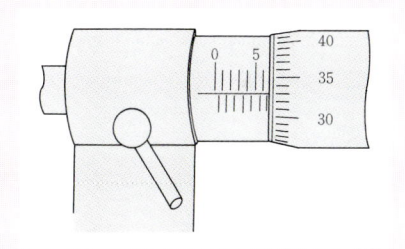

　マイクロメーターはものの長さを測る器具で，精密なネジによってノギスよりも精度の高い測定が可能である．ピッチ0.5 mmのネジが中央軸に切られており，円筒が1回転するたびに0.5 mmずつ動くようになっている．円筒には50等分の目盛りが刻まれているため，円筒上の1目盛りは0.01 mmを表す．また，スリーブ上には垂直に0.5 mmおきの目盛りが刻まれている．図では，スリーブ（主尺）の値が6.5 mm，円筒（副尺）の値が0.33 mmを示し，両者をプラスすると6.83 mmとなる．

　使用の際は以下の点に注意する．

① 測定時にネジを強く回しすぎると器具の精度が低下したり，被測定物が変形を起こすことがある．後部についている「つめ車」を回すようにし，一定の力で被測定物をはさむ．

② 測定前に0点に合わせ，0点に合わせない場合は測定値を補正する．

③ サビなどが発生しないように水分や汗などに注意し，使用後は必ずきれいな布で清掃し，保管する．

IV ワックス
a 加圧短縮率（フロー）

❸ 加圧短縮率（フロー）の測定

① 定荷重圧縮試験機および試料，ガラス板を 23℃，30℃，37℃，40℃，45℃のそれぞれの恒温水中に浸漬し，10 分以上静置する．

② この水槽中で試料を 2 枚のガラス板ではさみ，定荷重圧縮試験機を用いて 20N の荷重をかけ，10 分間静置する．

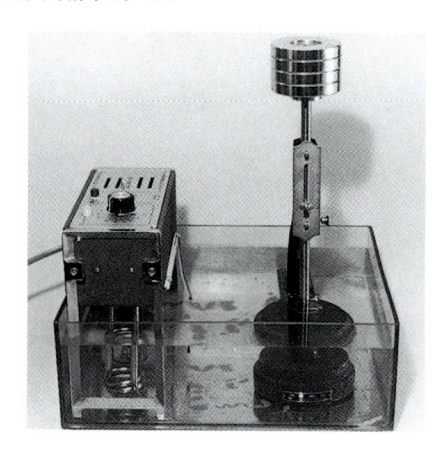

試料の種類	加圧温度（℃）				
	23	30	37	40	45
直接法用インレーワックス	／	／	○	○	○
間接法用インレーワックス	／	○	／	○	○
パラフィンワックス	○	／	○	／	○

③ 10 分経過後，ただちに荷重を取り除き，ガラス板とともに試料を再度 23 ± 2℃の水中に 10 分間浸漬し，その厚さをマイクロメーターで測定してその値を t_1（mm）とする．

④ 試料を取り除き，2 枚のガラス板の厚みをマイクロメーターで測定し，t_2（mm）とする．

⑤ 加圧されてフローした試料の厚さを算出し（$t_1 - t_2$），これを t'（mm）とする．

⑥ 各値より加圧短縮率（フロー）を求める．

$$加圧短縮率（フロー，\%） = \frac{t - t'}{t} \times 100$$

⑦ 試料は各温度ごと 2 個ずつ用意し，その平均値を記録する．

〔結果〕

加圧温度 (℃)	試料 No.	直接法インレーワックス			間接法用インレーワックス			パラフィンワックス		
		1	2	平均（%）	1	2	平均（%）	1	2	平均（%）
23										
30										
37										
40										
45										

〈参考〉

加圧短縮率の規格表（インレーワックス）

(℃)	JIS T6503	
	直接法用	間接法用
30	／	1%以下
37	1%以下	／
40	20%以下	50%以上
45	70〜90%	70〜90%

加圧短縮率の規格表（パラフィンワックス）

(℃)	JIS T6502 フロー（%）		
	タイプ1	タイプ2	タイプ3
23.0±0.1	1.0 以下	0.6 以下	0.2 以下
37.0±0.1	5.0〜90.0	10.0 以下	1.2 以下
45.0±0.1	—	50.0〜90.0	5.0〜50.0

■考察■

① ワックスの種類により加圧短縮率はどのように異なるか．

② 同一ワックスでも温度が変化すると加圧短縮率はどのようになるか．

Ⅳ ワックス

b ワックスの熱膨張

〔実習の概要〕

　技工操作ではさまざまなワックスを用いてワックスパターンを製作する．ワックスパターンの製作にはいろいろな方法があるが，いずれも加温軟化するため，そのときのワックスの膨張および収縮は避けられない．
　ここでは，ワックスの膨張，収縮がどの程度起こるのかを調べ，ワックスの加温軟化に際しての理想的な使用方法を検討する．

● 使用材料
（1）インレーワックス（直接法用，間接法用）　　（2）パラフィンワックス
（3）水　　　　　　　　　　　　　　　　　　　　（4）ガーゼ

● 使用機器
（1）棒状試料製作用金型（5×5×70 mm）　　　（2）標点用ピン
（3）メロットなべ　　　　　　　　　　　　　　　（4）ワックス形成器
（5）ガスバーナー　　　　　　　　　　　　　　　（6）小型バット
（7）読み取り顕微鏡　　　　　　　　　　　　　　（8）ストップウォッチ
（9）恒温水槽　　　　　　　　　　　　　　　　　(10)温度計

Ⅳ ワックス
b ワックスの熱膨張

〔実習方法〕

❶ 試料の製作

① 棒状試料製作用金型に溶融したインレーワックス（直接法用，間接法用），パラフィンワックスを入れ試料を製作する．

② 試料を取り出し，加熱した標点用ピンを 50±1 mm 間隔で植立する．

❷ 寸法変化の測定

① ❶で製作した試料を 25±0.5℃の水が入った小型バットに浸漬し，10分以上経過した後，標点用ピン間の距離を読み取り顕微鏡で測定する（l_{rt}）．

② 水温を 30℃に保った恒温水槽に試料を移し，5分以上この温度を保った後，ふたたび標点用ピン間の距離を素早く測定する（l_{30}）．

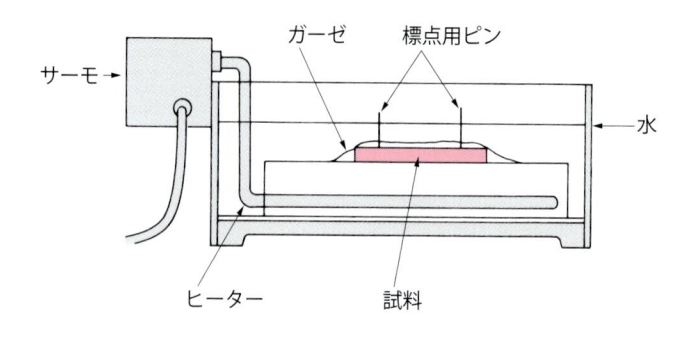

> 試料が長さ方向以外に変形しないように工夫する．

③ 次に，37℃の高温水槽に試料を移し，同じように標点用ピン間の距離を測定する（l_{37}）．

④ 25±0.5℃〜30℃における熱膨張係数および熱膨張率を求める．

$$熱膨張係数 = \frac{l_{30} - l_{rt}}{l_{rt} \cdot (30 - rt)}$$

$$熱膨張率（\%）= \frac{l_{30} - l_{rt}}{l_{rt}} \times 100$$

⑤ 同じように，25±0.5℃〜37℃，30℃〜37℃における熱膨張係数および熱膨張率を求める．

(結果)

インレーワックス（直接法用）

水　温	25℃		30℃		37℃	
試料の長さ（mm）						
25℃	熱膨張係数	熱膨張率（%）	熱膨張係数	熱膨張率（%）	熱膨張係数	熱膨張率（%）
30℃	熱膨張係数	熱膨張率（%）	熱膨張係数	熱膨張率（%）	熱膨張係数	熱膨張率（%）

インレーワックス（間接法用）

水　温	25℃		30℃		37℃	
試料の長さ（mm）						
25℃	熱膨張係数	熱膨張率（%）	熱膨張係数	熱膨張率（%）	熱膨張係数	熱膨張率（%）
30℃	熱膨張係数	熱膨張率（%）	熱膨張係数	熱膨張率（%）	熱膨張係数	熱膨張率（%）

パラフィンワックス

水　温	25℃		30℃		37℃	
試料の長さ（mm）						
25℃	熱膨張係数	熱膨張率（%）	熱膨張係数	熱膨張率（%）	熱膨張係数	熱膨張率（%）
30℃	熱膨張係数	熱膨張率（%）	熱膨張係数	熱膨張率（%）	熱膨張係数	熱膨張率（%）

■考察■

① 温度が高くなるほど熱膨張はどのようになるか．

② ワックスの種類によって膨張はどのように異なるか．

Ⅴ レジン

a　レジン粉液の膨潤時間

〔実習の概要〕

　義歯床用レジンとしてもっとも多く用いられる加熱重合レジンは，ポリマー（粉末）とモノマー（液）をメーカー指示どおりに計量・混和して密閉容器中におくと，非粘着性→粘着性→餅状→ゴム状と膨潤状態が変化を示す．欠陥の少ないレジン重合物を得るためには，餅状のときに型内に塡入・加圧・成形して重合させることが基本である．
　ここでは，加熱重合レジンの成形前の状態を観察することで，温度と膨潤変化の関係について検討することを目的とする．

●使用材料
（1）義歯床用加熱重合レジン　　　　　　　（2）ポリエチレンフィルム

●使用機器
（1）メスシリンダー　　　　　　　　　　　（2）電子天秤
（3）レジン混和器　　　　　　　　　　　　（4）電気定温器

Ⅴ レジン
a　レジン粉液の膨潤時間

〔実習方法〕

❶ レジンの混和

① モノマーをメスシリンダーで5 ml, ポリマーを電子天秤で10 g計量する.
義歯床用加熱重合レジン【　　　　　　　　】

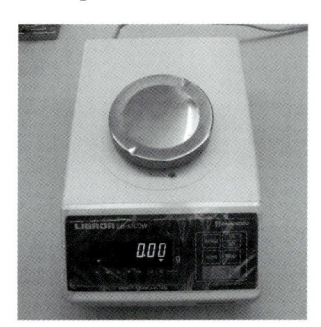

② モノマーをレジン混和器に入れ, ポリマーをモノマーの上に振りかける.

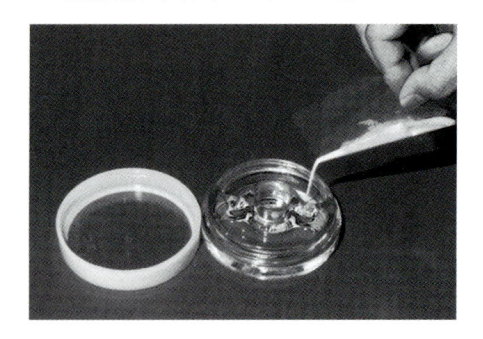

❷ 条件温度の設定

レジンを十分湿潤させたのち, 容器を密閉し, 室温（　　　　）℃および電気定温器（　　　　）℃の中におく.

Check Point!

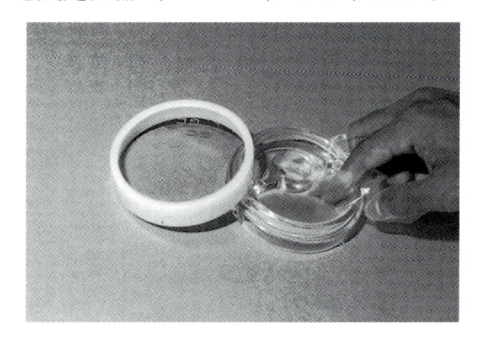

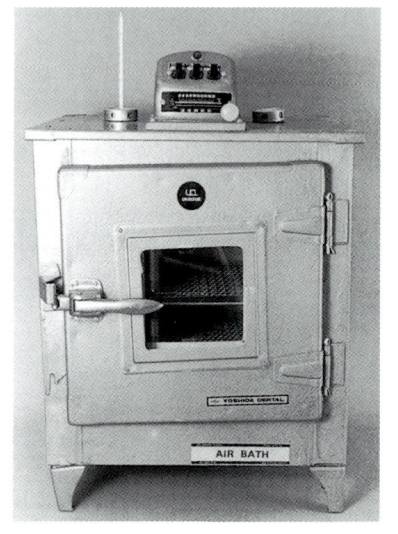

計量は, 基本に忠実に行う.

❸ 膨潤状態の観察

2分ごとに混和器のふたを開け,ポリエチレンフィルムを巻いた手指で素早く観察する.

Check Point!

観察後はただちにふたを閉める.

餅状という物性は数字としては表現しにくく,ある程度の幅をもった物性であり,感覚的にしか認知できない.経験を積まないと餅状はとらえにくい.

Ⅴ レジン
a レジン粉液の膨潤時間

〔結果〕

	室温（　　℃）	電気定温器（　　℃）
非粘着性	分	分
粘 着 性	分	分
餅　　状	分	分
ゴ ム 状	分	分

■考察■

① 温度の違いは，餅状になるまでの時間に大きな影響を与えたか．

② 餅状になるまでの時間に影響を与える因子は温度以外にどのようなものがあるか．

Ⅴ レジン

b 重合時の温度上昇と気泡

〔実習の概要〕

　義歯床用レジンには加熱重合タイプと常温重合タイプとがあるが，いずれも発熱反応して重合する．
　ここでは，加熱重合レジンについて，重合反応中にどのような温度変化を示すかを各種条件ごとに調べ，内部気泡を生じない適切な重合方法について理解することを目的とする．

●使用材料
（1）普通石膏
（2）水
（3）ワセリン
（4）ゴム原型
（5）分離剤　a. 石膏分離剤　b. レジン分離剤
（6）義歯床用加熱重合レジン
（7）ポリエチレンフィルム

●使用機器
（1）銅－コンスタンタン熱電対
（2）ブローパイプ
（3）ミリボルトメーター
（4）冷接点デュワーびん
（5）ラバーボウル
（6）スパチュラ
（7）電子天秤
（8）メスシリンダー
（9）フラスク
（10）ストップウォッチ
（11）レジン混和器
（12）メスピペット（5 ml）
（13）フラスクプレス
（14）ガスコンロ
（15）重合なべ
（16）温度計
（17）温度計保持用ゴム栓
（18）重合器　a. 乾式　b. 湿式
（19）石膏鉗子
（20）耐水ペーパー
（21）カーボランダムポイント
（22）バフ

Ⅴ レジン
b 重合時の温度上昇と気泡

〔実習方法〕

1 熱電対の調整

① エナメル銅線とコンスタンタン線それぞれの先端約1cmを磨き，接合してからブローパイプの還元炎で溶融させ，小球状をつくる．

② それぞれの線の他端は，エナメル銅線はミリボルトメーター（または温度計）のプラス側，コンスタンタン線はマイナス側に接続する．

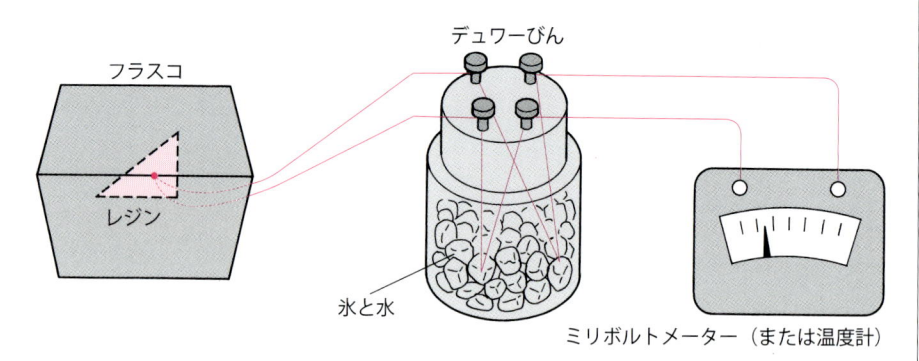

■熱電対

両端を接合した2種の異なった金属導体からなる装置で，2つの接点A，Bの一方を高温，他方を低温に保つと，金属の組み合わせの種類により，熱起電力が生じる．発生する熱起電力は，この2接点間の温度差に比例するという原理がある．これを利用して，一方の接合点を0℃に保ち，他方を被測温体に接触させると，生じた熱起電力を測定して温度を知ることができる．

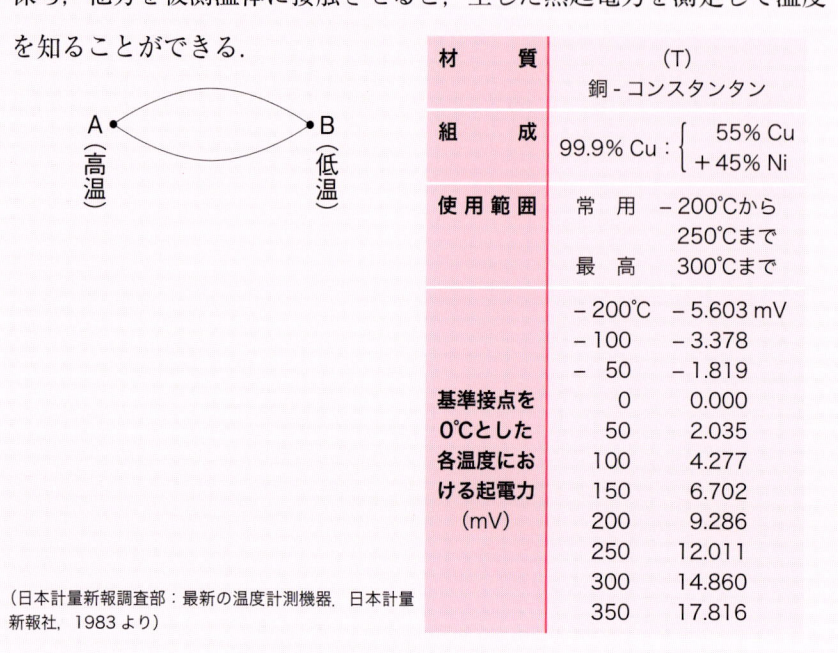

材質	(T) 銅‐コンスタンタン
組成	99.9% Cu ： 55% Cu + 45% Ni
使用範囲	常用 －200℃から250℃まで 最高 300℃まで
基準接点を0℃とした各温度における起電力 (mV)	－200℃　－5.603 mV －100　　－3.378 －50　　　－1.819 0　　　　0.000 50　　　　2.035 100　　　4.277 150　　　6.702 200　　　9.286 250　　　12.011 300　　　14.860 350　　　17.816

（日本計量新報調査部：最新の温度計測機器．日本計量新報社，1983より）

❷ 原型の埋没

① 普通石膏を必要量とり練和する．

普通石膏【　　　　　　】（　　　）g，W/P =（　　　）

② フラスクの下輪にワセリンを塗布した後，石膏泥を流し込み，ゴム原型を中央に埋める．

③ 石膏が十分硬化した後，石膏面に石膏分離剤を塗布し，フラスク上輪を重ね合わせる．

④ 熱電対をフラスク上輪の孔を通して原型中央の孔にさしこみ，先端部が原型の中央にくるように固定する．

⑤ ワセリン乾燥後，石膏泥を流し込み，ふたをする．

Check Point!
気泡を巻き込まないように注意する．
原型はワックス型を用いてもよい．

熱電対がショートしないように埋没する．

❸ 脱　型

① 石膏硬化後（約 20 分後），フラスクを上下に分割し，ゴム原型を取り出す．

② 石膏表面を熱湯で温めた後，レジン分離剤を塗布する．

ワックス型を用いる場合は，フラスクを温湯（60〜70℃）に 10 分程度入れ，ワックスを軟化させた後，上下に分割してワックスを除去する．残ったワックスは熱湯で完全に除去してからレジン分離剤を塗布する．

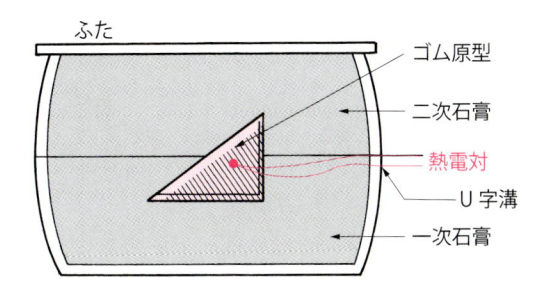

Ⅴ レジン
b 重合時の温度上昇と気泡

❹ 予備重合

① レジン混和器にモノマー3 ml をとり，振動を加えながら過剰のモノマーが浮き出なくなるまでポリマーをふりかけて加える．
義歯床用加熱重合レジン【　　　　　　　　　　】

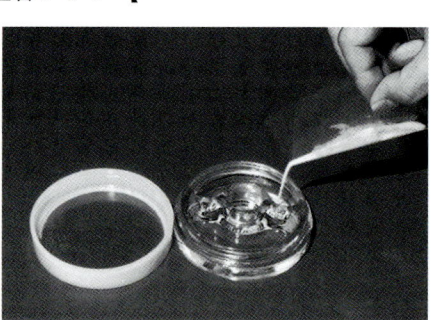

② ふたをして密閉し，餅状になるまで待つ．

❺ レジンの塡入

① レジン混和物が餅状になったら，一塊にして取り出し，原型のあとの凹みに塡入する．

② フラスク上下を合わせ，フラスクプレスで加圧し，ボルトまたは締め具で固定する．

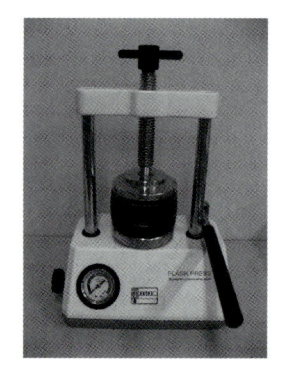

Check Point!

レジンは分離剤表面が乾燥してから塡入する．
レジン塡入時に，熱電対が変形しないように注意する．

❻ 重合

熱電対を接続してレジンを以下の条件に分けて重合し，そのときの温度を測定する．

条件A：沸騰水中で30分間係留後，取り出して放冷する．

条件B：65〜70℃の湯水中で30分間係留し，30分かけて温度を100℃まで上げて20分間係留後，取り出して放冷する．

条件C：乾式重合器でフラスク片面から15分間加熱し，加圧のままスイッチを切って20分間放置する．

条件D：乾式重合器で上下両面から15分間加熱し，加圧のままスイッチを切って20分間放置する．

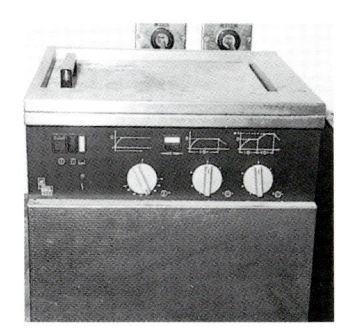

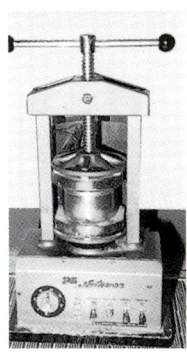

❼ レジン成形物の割り出し

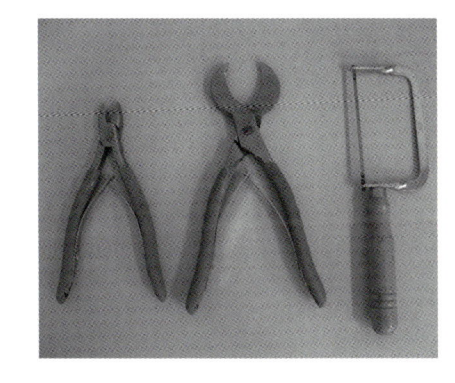

> **Check Point!**
> レジンに無理な力が加わらないように慎重に割り出す．

フラスクから石膏塊を取り出し，石膏鉗子などでレジン成形物を割り出す．

❽ 仕上げ

取り出したレジン成形物は，耐水ペーパーやカーボランダムポイントなどの研磨器具を用いて粗研磨した後，順次目の細かいものに替え，バフ仕上げを行って内部を観察できるようにする．

❾ 観察

> **Check Point!**
> レジンは，通常の重合条件では気泡の発生がほとんど認められないが，ボルトの締め忘れ，両面乾熱重合，湿った砂状でのレジン塡入などを行うと，気泡が発生する．

気泡の発生状態（形状，場所）を観察する．

V レジン
b 重合時の温度上昇と気泡

〔結果〕

A		B		C		D	
時間（分）	温度（℃）	時間（分）	温度（℃）	時間（分）	温度（℃）	時間（分）	温度（℃）

＜気泡の発生状態の観察図＞

気泡が発生した重合条件：

■考察■

① どの条件の場合に，気泡が観察されたか．

② どの位置に，気泡が観察されたか（表面付近か中心部か）．

③ 気泡の発生原因は何か．

V レジン

C 重合と寸法精度

〔実習の概要〕

義歯床用レジンを各種条件で重合させたときの寸法精度を測定する.

●使用材料
(1) 硬質石膏
(2) 普通石膏
(3) パラフィンワックス
(4) 水
(5) ティッシュペーパー
(6) 分離剤　a. 石膏分離剤　b. レジン分離剤
(7) 義歯床用加熱重合レジン
(8) ポリエチレンフィルム

●使用機器
(1) ラバーボウル
(2) スパチュラ
(3) 電子天秤
(4) メスシリンダー
(5) ゴム陰型
(6) ガスバーナー
(7) ワックス形成器
(8) フラスク
(9) ガスコンロ
(10) 重合なべ
(11) レジン混和器
(12) フラスクプレス
(13) 彫刻刀
(14) 温度計
(15) 乾式重合器
(16) 電子レンジ
(17) 石膏鉗子
(18) レジン研磨器具
(19) ノギス
(20) 読み取り顕微鏡

Ⅴ レジン
c 重合と寸法精度

〔実習方法〕

❶ 作業用模型の製作

① 硬質石膏を必要量とり，適正混水比で練和する．

　　硬質石膏【　　　　　　　　】（　　　）g，W/P =（　　　　）

② ゴム陰型に石膏泥を注入して作業用模型を製作する．

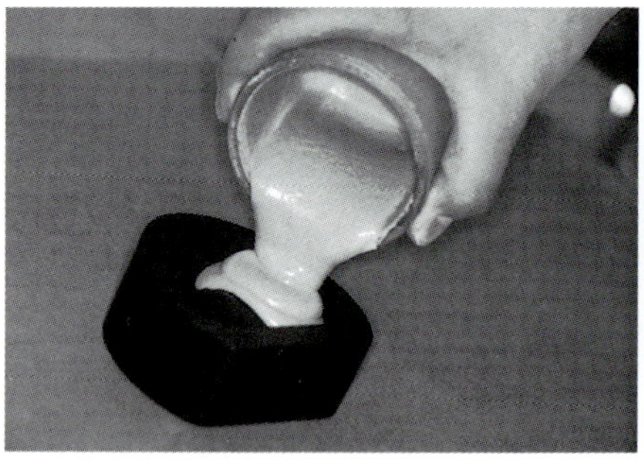

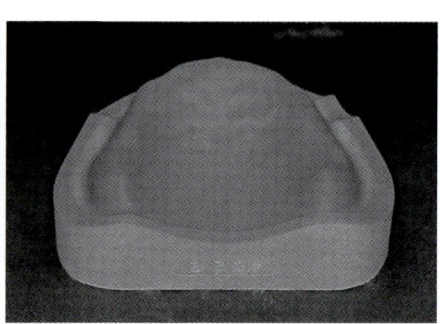

❷ ワックスパターンの製作

作業用模型上にパラフィンワックスを2枚重ね，ワックスパターンを製作する．

　　パラフィンワックス【　　　　　　　　　　　　　】

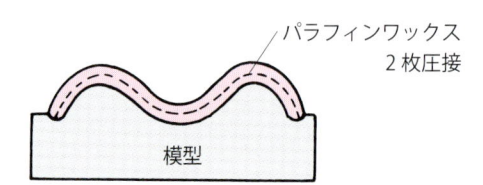

> **Check Point!**
>
> ワックス部分のみ出るようにする.

❸ 埋　没

① 普通石膏を用いて，ワックスパターンを作業用模型とともにフラスク下輪に埋没する．

普通石膏【　　　　　　　　　】

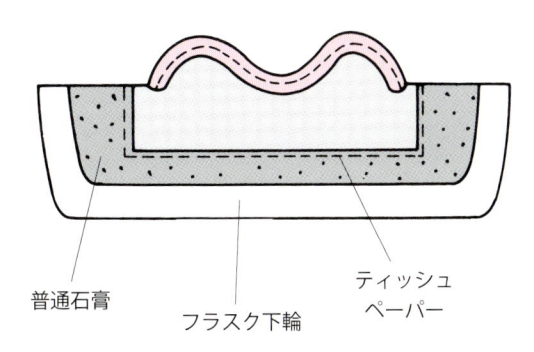

図中ラベル：普通石膏／フラスク下輪／ティッシュペーパー

② 石膏硬化後，石膏分離剤を塗布し，ワックス部分を硬質石膏で薄く覆った後，普通石膏を用いて上輪を埋没する．

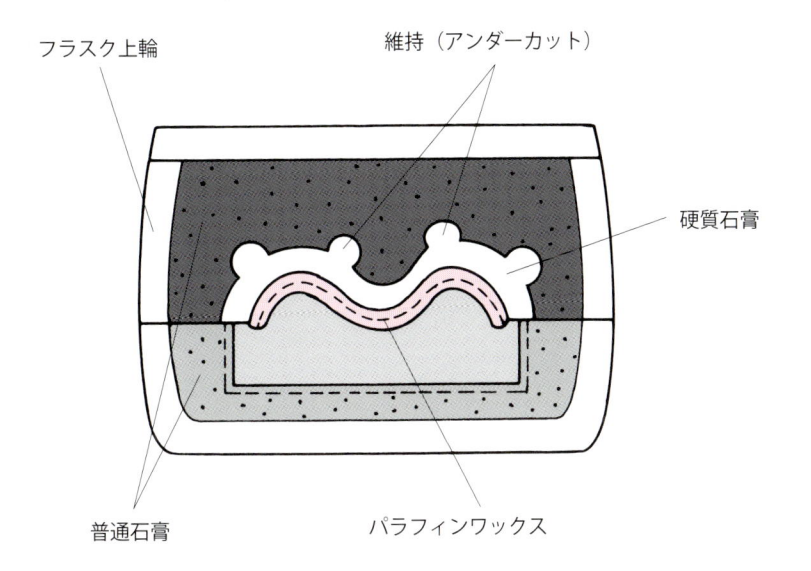

図中ラベル：フラスク上輪／維持（アンダーカット）／硬質石膏／普通石膏／パラフィンワックス

❹ ワックスの除去

> **Check Point!**
>
> ワックス軟化温度は，高くしすぎてはいけない．

① フラスク全体を湯水（60〜70℃）中に10分くらい浸し，ワックスを軟化させる．

② 上下輪を注意深く開いてワックスを除去し，除去したワックスの重量を量る．

③ 石膏に付着しているワックスは熱湯で洗い流す．

5 レジン分離剤の塗布

ワックス除去後の凹みにレジン分離剤を薄く均一に塗布する．
レジン分離剤【　　　　　　　　】

6 レジンの塡入

① レジン混和器に，フラスコから取り出したパラフィンワックスの20％増しの重量のレジン粉とその1/2量の液を入れ，十分湿潤させたのち，密閉する．

> **Check Point!**
> 液を先に入れ，そのなかに粉末を振りかけながら混和する．

② 餅状になったら，ワックス除去後の凹みに義歯床用加熱重合レジンを塡入する．
義歯床用加熱重合レジン【　　　　　　　　】

③ 塡入したレジンにポリエチレンフィルムをかぶせてフラスク上下輪を合わせ，フラスクプレスで加圧して余分なレジンを取り除く．

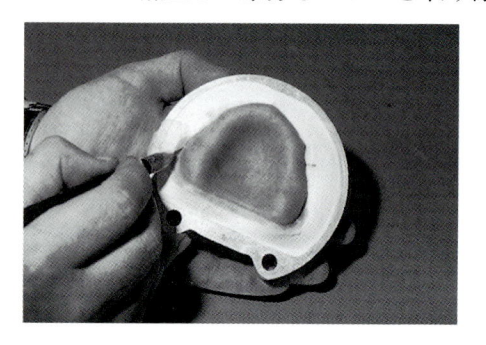

④ 再度，プレスしてから開輪し，型からはみ出たレジンを除去する．

⑤ ポリエチレンフィルムを除いて再度フラスク上下を閉じ，十分加圧してからボルトを締める．

> 上下にレジンが分かれている場合は，レジン表面をモノマーで湿らせてからプレスを行う．
>
> プレスはゆっくり行わないと，石膏面にひび割れを生じることがある．

7 重合

レジンを以下の条件に分けて重合する．

条件A：室温水に30分間浸漬した後，65℃の湯水中で45〜60分間係留し，30分間かけて温度を100℃まで上げて20分間係留後，自然放冷する．

条件B：100℃の沸騰水中で30〜60分間係留後，水中急冷する．

条件C：（　　　）℃の湯水中で（　　　）時間重合した後，自然放冷する．

条件D：乾式重合器（　　　℃）でフラスク片面から（　　　）時間加熱した後，自然放冷する．

条件E：電子レンジ（　　　W）で（　　　）分間加熱した後，自然放冷する．

8 研 磨

> Check Point!
> 模型に接している内面は絶対に研磨しない．

重合したレジンを割り出し，研磨を行う．

9 寸法精度の測定

レジンを作業用模型に戻し，模型後縁1cm付近でレジンごと切断して，浮き上がり間隙を読み取り顕微鏡で測定する．

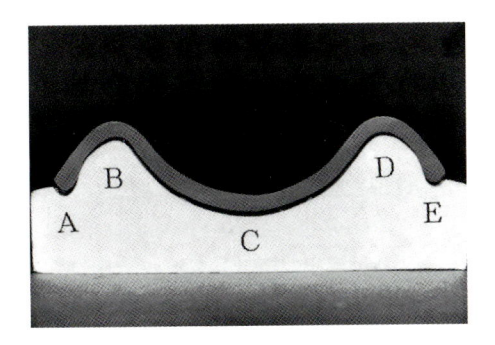

Ⅴ レジン
c 重合と寸法精度

〔結果〕

重合条件：

測定点	石膏原型に対する適合性（mm）				
	A	B	C	D	E
計測値					

■考察■
① どの重合条件が，よい適合を示したか．
② 適合が悪くなった原因は何か．

Ⅴ レジン

d 強度試験

〔実習の概要〕

義歯床は口腔内で変形や破折を起こしにくい強度が必要とされる．材料の種類や重合条件により強度が異なるため，製作にあたっては材料の強度を理解したうえで設計・製作しなくてはならない．

ここでは，強度のうち引張強さと曲げ強さについての試験を行う．

● **使用材料**
(1) パラフィンワックス
(2) 石膏
(3) 水
(4) レジン分離剤
(5) 義歯床用加熱重合レジン
(6) 常温重合レジン

● **使用機器**
(1) ガスバーナー
(2) ワックス形成器
(3) ラバーボウル
(4) スパチュラ
(5) 電子天秤
(6) メスシリンダー
(7) フラスク
(8) 筆
(9) フラスクプレス
(10) レジン混和器
(11) 重合なべ
(12) 温度計
(13) ガスコンロ
(14) 乾式重合器
(15) ノギス
(16) 万能試験機
(17) ポイント
(18) シリコーンカップ
(19) ガラス板
(20) 抗折たわみ試験機

V レジン
d 強度試験

〔実習方法〕

① 試料の製作

① パラフィンワックスで原型を製作する.

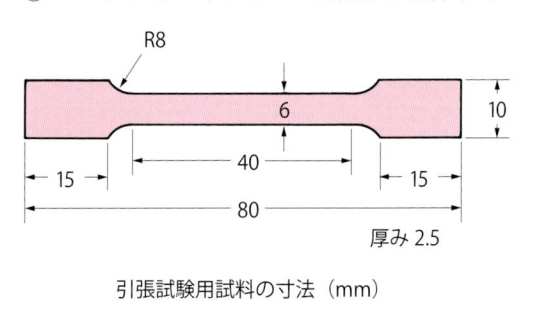

引張試験用試料の寸法（mm）

たわみ試験用試料の寸法（mm）

> 試料は仕上がり寸法よりも大きめに製作し，最終調整時に規定の寸法に仕上げる．

② 原型をフラスコに埋没する（埋没の方法は，「c 重合と寸法精度」の方法に準ずる）．

③ ワックスの除去を行い，レジン分離剤を塗布する（ワックスの除去とレジン分離剤塗布の方法は，「c 重合と寸法精度」の方法に準ずる）．

④ レジンを塡入する（レジン塡入の方法は，「c 重合と寸法精度」の方法に準ずる）．
義歯床用加熱重合レジン【　　　　　　　】

> 射出成形レジンの試験片を製作してもよい．

⑤ レジンを以下の条件に分けて重合する．
条件A：100℃の沸騰水中で30〜60分間係留後，自然放冷する．
条件B：70℃の湯水中で30分間係留し，30分かけて温度を100℃まで上げて20分間係留後，自然放冷する．
条件C：乾式重合器に15分間かけてプレスしたままスイッチをきり，20分間放冷後に自然放冷する．
条件D：70℃の湯水中で30分間係留し，30分かけて温度を100℃まで上げて20分間係留後，水中急冷する．
条件E：70℃の湯水中で30分間係留し，30分かけて温度を100℃まで上げて20分間係留後，完全冷却しない段階で重合体を取り出す．

⑥ レジン重合物を取り出し，寸法調整を行う．

Check Point!

❷ 引張試験

　義歯は応力により変形し，圧縮の反対側では引張現象が現れ，限界を超えた応力が加われば破折に至る．その強度を調べる．

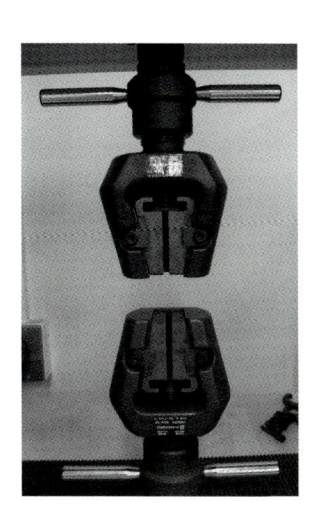

◆1 加熱重合レジンの引張試験

① 試料のくびれた平行部の幅 w（mm），厚さ t（mm）をノギスで計測し，断面積を計算する．

② 万能試験機に試料をセットし，破断時の荷重 P（N）を測定する．

③ 測定値より引張強さを求める．

$$引張強さ（MPa）= \frac{P}{w \cdot t}$$

④ 試料の破断部位と破断面を観察する．

V レジン
d 強度試験

2 常温重合レジンの引張試験

① 試料の破断面をポイントで切削・修正する．

② ガラス板上に切削の完了した試料をまっすぐおき，保持部をワックスで仮着する．間隙は約5mmとなるようにする．

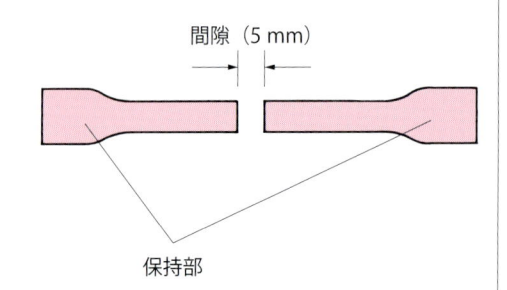

間隙（5 mm）
保持部

③ 常温重合レジンの粉末と液をシリコーンカップに用意する．
　常温重合レジン【　　　　　　　】

④ 筆積み法により，間隙を埋め，接合重合する．

> 間隙より大きめに盛り上げる．

⑤ 盛り上げ完了（　　　）分後，約（　　　）℃の温水中にガラス板とともに（　　　）分間浸漬する（重合を促進させ，残留モノマーを減少させる）．

⑥ 補修部のレジンを本体部分と一体の幅，厚さになるように成形し，気泡の有無を確認する．

⑦ 補修部の幅，厚さをノギスで測定し，断面積を計算する．

⑧ 万能試験機に補修試料をセットし，破断時の荷重を測定して引張強さを求める．

⑨ 補修試料の破断部位と破断面を観察する．

3 曲げ強さ試験

義歯に咬合力が加わっても，たわみなどの変形が生じてはならない．ここでは，抗折たわみ試験機で，試料に 3.5 kgf および 5.0 kgf の荷重を加えたときのたわみを測定する．

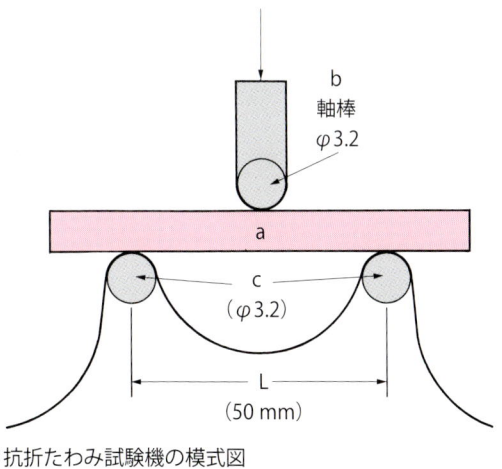

抗折たわみ試験機の模式図
a：試料，b：支点，c：ローラー（支点）

① 試料（a）を支点間距離（L）50 mm のローラー（c）上におき，試料の中央（b）に 1.5 kgf の荷重をかけて 30 秒後のたわみを測定し，B_0（mm）とする．

② 1 分間経過ごとに 0.5 kgf ずつ荷重を加え，30 秒後のたわみを測定する．

③ 荷重が 3.5 kgf になったら，30 秒後のたわみを測定し，B_1（mm）とする．

④ さらに荷重を 0.5 kgf ずつ加え，荷重が 5.0 kgf になったら，30 秒後のたわみを測定し，B_2（mm）とする．

⑤ 測定後，荷重を取り除き，3.5 kgf および 5.0 kgf の荷重のときのたわみを求める．
　3.5 kgf のたわみ（mm）＝ $B_1 - B_0$
　5.0 kgf のたわみ（mm）＝ $B_2 - B_0$

V レジン

d 強度試験

〔結果〕

引張強さ（MPa）

重合条件	加熱重合レジン	常温重合レジンによる修復物

破断部位

　加熱重合レジン（重合条件：　　　　　　　　　）

　常温重合レジン修復物（重合条件：　　　　　　　　　）

たわみ（mm）

重合条件	3.5 kgf のたわみ	5.0 kgf のたわみ

■考察■

① 引張強さの大きさはどのような順番になるか．

② 曲げ強さの大きさはどのような順番になるか．

VI 陶　材

内部気泡の観察と機械的強さ

〔実習の概要〕

　陶材の強度は，焼成時の加熱速度や冷却速度，表面仕上げの状態，コンデンスの有無，焼成回数の違い，大気焼成と真空焼成による違いなどにより異なる．特に内部気泡の有無や数の違いは，焼成された陶材の強度や透明度に大きく影響する．
　ここでは，陶材の内部気泡発生に大きく影響すると考えられるコンデンスの有無と焼成時の条件（大気焼成と真空焼成）が，陶材の透明度とその強度に与える影響について調べる．

●使用材料
（1）パラフィンワックス　　　　　　　　　（2）ラミネートベニア用埋没材
（3）金属焼付陶材（エナメル色または透明色）（4）蒸留水
（5）ティッシュペーパー

●使用機器
（1）ガラス板　　　　　　　　　　　　　　（2）ラバーボウル
（3）スパチュラ　　　　　　　　　　　　　（4）真空練和器
（5）陶材用筆・スパチュラ　　　　　　　　（6）焼成炉
（7）ペンシルブラスター　　　　　　　　　（8）耐水ペーパー
（9）マイクロメーター　　　　　　　　　　（10）技工用マイクロスコープまたは実体顕微鏡
（11）万能試験機

Ⅵ 陶　材
内部気泡の観察と機械的強さ

〔実習方法〕

① 試料の製作

① パラフィンワックスを 30 × 5 mm に切断して，試料の原型とする．

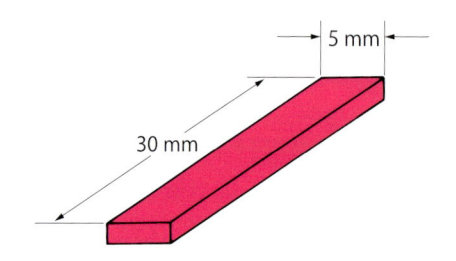

② ガラス板の上に原型をおき，全周 5 mm ずつ大きく，高さ 10 mm のボクシング枠をパラフィンワックスで製作する．

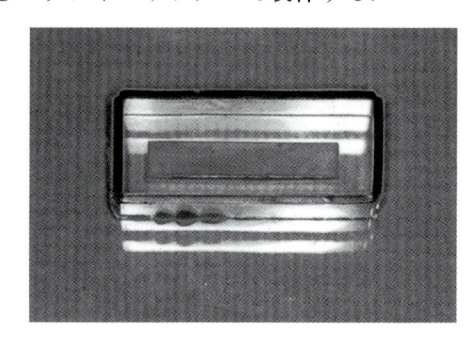

③ 枠のなかに，ラミネートベニア用埋没材をメーカー指定の混水比で真空練和して流し込む．

　　ラミネートベニア用埋没材【　　　　　　　　　　　】

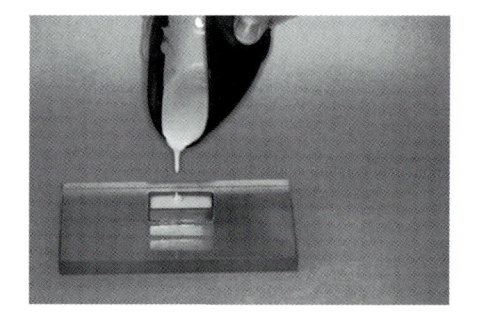

Check Point!

④ 埋没材硬化後，熱湯でパラフィンワックスを流し，メーカー指定の温度で埋没材を乾燥および焼成する．

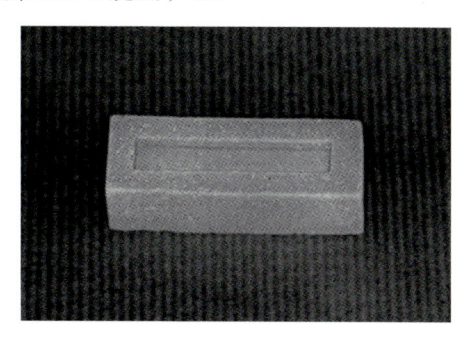

⑤ 陶材用筆またはスパチュラを用いて練和した陶材を原型のなかに入れる．

コンデンスの条件をそろえる．

⑥ コンデンスを行う試料は十分コンデンスを行い，余分な水をティッシュペーパーで吸い取る．コンデンスを行わない試料は，自然乾燥させる．

大気焼成する試料については焼成時に真空，減圧を行わない．
陶材は焼成時に収縮するので，数回に分けて焼成する．
埋没材を含む全体の体積が増えているので，不完全な焼成を防ぐために通常よりも焼成温度を高くするか，係留時間を長くする．
各試料の厚さが可能な限り同じになるようにする．

⑦ 大気焼成と真空焼成に分けて陶材の焼成を行う．

⑧ 陶材焼成後，焼成された陶材を割り出す．

⑨ 陶材に焼きついている埋没材をペンシルブラスターで除去し，耐水ペーパーで平面仕上げを行う．

⑩ 各試料の幅と厚みをマイクロメーターで測定し，記録する．

VI 陶　材
内部気泡の観察と機械的強さ

❷ 内部気泡の観察

① 大気焼成したものと真空焼成したものの透明度を肉眼で確かめる．

② 技工用マイクロスコープまたは実体顕微鏡で各試料を観察し，気泡を確認のうえスケッチする．

Check Point !

❸ 陶材の曲げ試験

① 試料を支点間距離 20 mm の曲げ試験装置の支点上におき，中央部に荷重がかかるようにセットする．

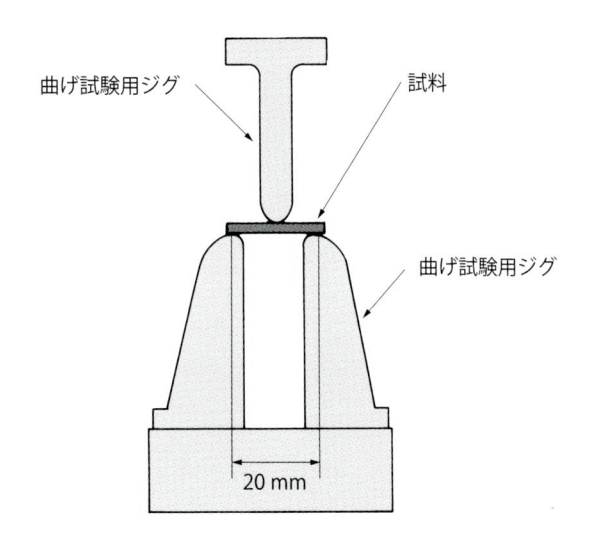

曲げ試験用ジグ　　試料
曲げ試験用ジグ
20 mm

② クロスヘッドスピードはできるだけゆっくりになるようにする（1 ± 0.5 mm / 分くらいが適当）．

③ 破折したときの荷重 P（N）を測定する．

④ 測定値より曲げ強さを求める．

$$曲げ強さ（MPa）= \frac{3PL}{2bt^2}$$

L：支点間距離（20 mm），b：試料の幅（mm），t：試料の厚さ（mm）

> **Check Point!**
> 試料数が複数のときはその平均をとる．
> 表面性状，焼成回数が強さに与える影響を検討してもよい．

VI 陶 材
内部気泡の観察と機械的強さ

〔結果〕

試 料	曲げ強さ（MPa）		コンデンスの有無	備 考
	大気焼成	真空焼成		
平　均				

■考察■

① 大気焼成と真空焼成とでは，どちらの透明度が高いか．

② 大気焼成と真空焼成では，どちらの曲げ強さが大きいか．

③ 透明度が違うのはなぜか（気泡はどちらが多いか）．

④ 曲げ強さが違うのはなぜか（気泡はどちらが多いか）．

Ⅶ 金　属

a　組織の観察

〔実習の概要〕

　金属は，10^{-8} cm 程度の原子が規則正しく配列されて結晶がつくられ，それが無数に集合して組織が形成されている．肉眼でみえる組織の範囲は，直径でだいたい 10^{-2} cm 以上の大きさである．
　ここでは，金属顕微鏡を使用して，①鋳造体の樹枝状晶，②溶体化処理，時効硬化した金属の組織の相違，③各種歯科用金属の組織の相違を観察する．

●使用材料
（1）各種合金鋳造物　　　　　　　　　　　（2）酸化クロムまたはアルミナの微細懸濁液
（3）メチルアルコール　　　　　　　　　　（4）各種腐食液

●使用機器
（1）カーボランダムポイント　　　　　　　（2）金属ヤスリ
（3）砥石　　　　　　　　　　　　　　　　（4）エメリーペーパー
（5）回転研磨盤　　　　　　　　　　　　　（6）バフ
（7）ピンセット　　　　　　　　　　　　　（8）金属顕微鏡

Ⅶ 金属
a 組織の観察

〔実習方法〕

❶ 試料の準備

各種合金鋳造物に熱処理を施して以下の試料を準備する．

鋳造後放冷材：鋳造後，少なくとも1時間放冷したもの．

溶体化処理材：単相の合金を得るため，溶解度曲線以上の単相領域まで加熱して常温に急冷したもの．

時効硬化材：溶体化処理を行い，さらに過飽和固溶体にするため急冷する．初期の析出が起こるまで中間の温度に再加熱して常温まで冷却し，長時間（最低12時間）の時効硬化を行ったもの．

❷ 試料表面の研磨

① 試料の表面をカーボランダムポイント，ヤスリ，砥石を用いて，平坦に粗仕上げする．

② エメリーペーパーを用いて平滑面に仕上げる．

③ 回転研磨盤を用いてバフ仕上げを行う．円盤上にラシャまたはフェルトをしわのよらないように張り，酸化クロムまたはアルミナの微細懸濁液を滴下させながら湿式で鏡面に仕上げる．

Check Point!

金属顕微鏡には正立式と倒立式など各種あるので，それぞれの金属顕微鏡に適した形態の試料を研磨しやすい形態に整える．小さな試料は樹脂のなかに埋め込むとよい．

金属顕微鏡で組織観察するには，初期析出だけでは微小すぎて観察できないので時効硬化を行う．

研磨の際は材料を加熱しないよう静かに行う．

エメリーペーパーは粗いものから順次細かいものへ替え（3→2→1→0→00→000（03）→04→05），研磨方向を直角に替えながら磨く（クロッシング研磨）．

Check Point!

観察面に触れないように注意する.

腐食液は危険・有害なので十分注意する. 硝酸5〜10％, メチルアルコール90〜95％の腐食液によって炭素鋼を焼入れたものおよび徐冷したものが, 実習対象として好適である.

❸ 試料表面の腐食

① 各腐食液に試料を数秒ずつ浸し, 試料の鏡面がややくもったら取り出して十分に水洗いする.

② メチルアルコールを滴下して圧搾空気で乾燥する.

試　　料	腐　食　液
Type IV金合金鋳造体 Ag-Pb 銀合金鋳造体 鑞付け部	熱王水あるいは KCN10％と過硫酸アンモン 10％の混合水溶液
Ni-Cr 合金鋳造体 Co-Cr 合金鋳造体	硝酸1：塩酸4：酢酸1：水1
Cu-Zn 合金	過硫酸アンモン10％水溶液

❹ 金属顕微鏡による観察

手指などで観察面に触れないように注意する.

① 金属顕微鏡の試料台に試料の観察面をセットする.

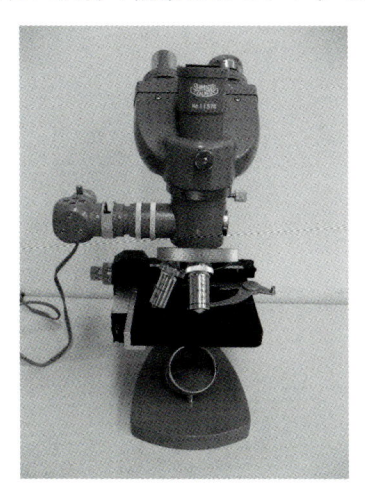

一般に金属の各結晶粒の軸は, 任意の方向に向かっていて一定ではない. そのため, 化学薬品で金属の表面を腐食することは, 各結晶粒に対していろいろな方向から作用させることになる. 金属は結晶体の方向により化学的性質を異にする特性があるので, 腐食に際してもその程度が異なる. 腐食の程度を異にする結晶粒は, 光の反射が違うので, 顕微鏡でみたとき, 明暗, 着色の差が生じ, 種々の形状の結晶粒として観察できる.

② 焦点を合わせて観察像をスケッチする.

Ⅶ 金　属
a　組織の観察

〔結果〕

＜観察像のスケッチ＞

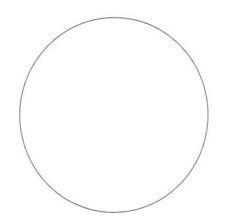

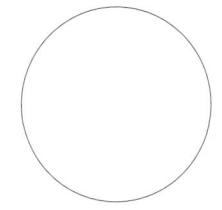

　　　　試料名：　　　　　　　　　試料名：　　　　　　　　　試料名：
　　　　条　件：　　　　　　　　　条　件：　　　　　　　　　条　件：
　　　　倍　率：　　　　　　　　　倍　率：　　　　　　　　　倍　率：

■考察■
① それぞれ金属試料の結晶粒の方向性，粒内，粒界の様子はどうか．
② 熱処理硬化性の合金の溶体化処理前後の様子に違いはあるか．

Ⅶ 金 属

b 加工硬化と再結晶軟化

〔実習の概要〕

　金属は圧延，圧印，線引きなどの冷間加工（再結晶温度以下）を受けると，弾性限が高くなり伸びが減少する．また箔の圧接操作では，圧接操作中に加工硬化により硬く伸びの少なくなった箔を，加熱することで再結晶軟化させ，ふたたび圧接加工している．
　ここでは，純銅板と黄銅板を用いて，室温で圧延加工したときの硬さの変化と，加工した金属を比較的高温で一定時間加熱したとき（焼なまし）の硬さの変化を検討する．

●使用材料
（1）純銅板　　　　　　　　　　　　　　（2）黄銅板（10% Zn，30% Zn）

●使用機器
（1）マイクロメーター　　　　　　　　　（2）エメリーペーパー
（3）圧延機　　　　　　　　　　　　　　（4）金ノコ，ディスク
（5）硬さ試験機　　　　　　　　　　　　（6）電気炉

Ⅶ 金属
b 加工硬化と再結晶軟化

〔実習方法〕

1 圧延加工

① 試料の厚さをマイクロメーターを用いて計測する.

② 試料を溶体化処理し,酸化被膜をエメリーペーパーで除去後,硬さ試験機で測定する.測定はおのおの3～4個ずつ行い,その平均値を記録する.

③ 測定した試料を圧延機で10,20,40,60,80%程度に圧延して,それぞれの硬さを測定する.

$$加工度(\%) = \frac{t_0 - t'}{t_0} \times 100$$

t_0:圧延前の厚さ (mm)
t':圧延後の厚さ (mm)

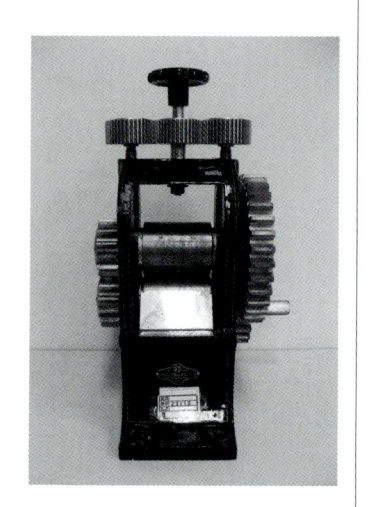

2 焼なまし

① 80%圧延加工した試料を金ノコ,ディスクなどを用いて三等分に切断する.

② それぞれ100,200,300,400,500,600℃で10分間加熱した後,放冷する.

③ 室温に戻ったら硬さ試験機で硬さを測定し,加工前の試料の硬さと比較して検討する.

Check Point!

100℃加熱は沸騰水中で,その他は温度制御つき電気炉で行う.
600℃に加熱しても焼なまし軟化されていない場合には,700～800℃まで温度を上げて測定する.

〔結果〕

加工硬化

加工度（％）	純銅板 硬さ	黄銅（10% Zn） 硬さ	黄銅（30% Zn） 硬さ
加工前のもの			
10			
20			
40			
60			
80			

80%加工度の焼なまし軟化

加熱温度（℃）	純銅板 硬さ	黄銅（10% Zn） 硬さ	黄銅（30% Zn） 硬さ
100			
200			
300			
400			
500			
600			

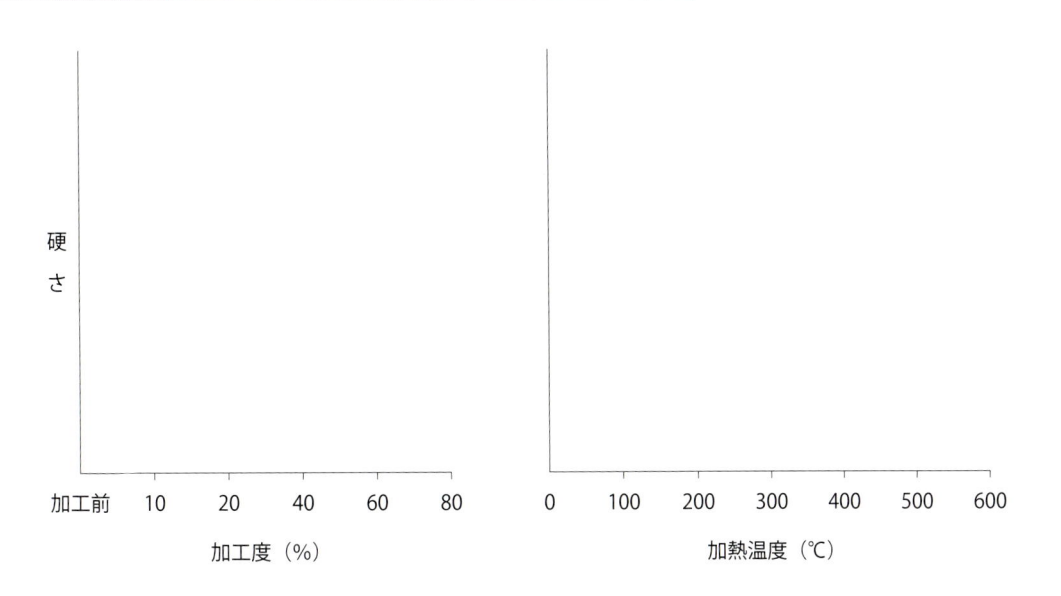

■考察■

① 加工硬化で硬さが急激に上昇するのはどのあたりか．

② 加工度と焼なまし温度にはどのような関係があるか．

③ なぜ金属を加工すると硬化するのか．

Ⅶ 金　属

C　合金の硬化熱処理

〔実習の概要〕

　歯科用金属には，固体における変態を利用して金属の機械的性質を改善することのできる合金がある．変態には結晶格子形の変化，不規則格子から規則格子への変化，溶解度の減少による析出などがあり，これらの高温と低温での相変化を利用して金属の性質を改善する処理を熱処理という．

　ここでは，鋳造した試料について，熱処理条件の差が熱処理硬化性に及ぼす影響について検討することを目的とする．

●使用材料
（1）銀-銅（8％）合金　　　　　　　　　（2）金合金（タイプⅣ）

●使用機器
（1）ビッカース硬さ試験機　　　　　　　（2）電気炉

VII 金属
c 合金の硬化熱処理

〔実習方法〕

❶ 試料の製作

　銀‐銅（8％）合金と金合金（タイプⅣ）について，硬さ試験機に応じた大きさおよび形状のものを鋳造する．

❷ 硬さの測定

　それぞれの試料について，ビッカース硬さ試験機を用いて硬さを測定する．測定は，各試料3回ずつ行い，その平均値を算出する．

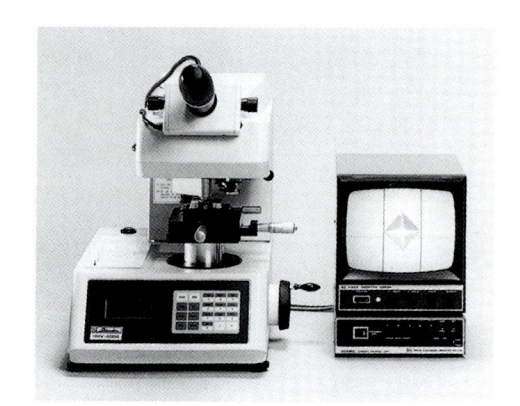

❸ 溶体化処理

① 試料を電気炉中で10分間加熱する．
　銀‐銅（8％）合金：800℃，金合金（タイプⅣ）：700℃

② 加熱後，電気炉より取り出し，室温水中に投入し急冷する．

③ 溶体化処理後の硬さを測定する．

Check Point!

試料はそれぞれの区別を明らかにしておく．
JISでは，歯科用合金の硬さ試験について，測定時の試料の厚さを少なくとも5mm以上とし，両面平行な板状試料を用いると規定しているが，鋳造で欠陥のない5mm以上の試料をつくることは難しいので，測定の圧痕による変化が試料裏面に認められない厚みを確保する．

Check Point!

❹ 硬化熱処理

① 溶体化処理した試料を 250℃, 350℃, 450℃でそれぞれ 10 分間加熱後, 水中急冷する.

② それぞれの硬さを測定する.

③ ふたたび同じ温度で 10 分間加熱し, 計 20 分間硬化熱処理を行った後の硬さを測定する.

VII 金属
c 合金の硬化熱処理

〔結果〕

合金 熱処理	銀-銅(8%)合金 1	2	3	平均	金合金(タイプⅣ) 1	2	3	平均
熱処理前の硬さ								
溶体化処理後の硬さ								
硬化熱処理後の硬さ 250℃ 10分								
硬化熱処理後の硬さ 250℃ 20分								
硬化熱処理後の硬さ 350℃ 10分								
硬化熱処理後の硬さ 350℃ 20分								
硬化熱処理後の硬さ 450℃ 10分								
硬化熱処理後の硬さ 450℃ 20分								

＜参考＞

ADA規格における金合金（タイプⅣ）のビッカース硬さ（Hv）

軟化処理：150以上，硬化処理：220以上

■考察■

① 熱処理前，溶体化処理後，硬化熱処理後において，合金の硬さはどのように変化したか．

② 硬化熱処理においては，どの条件が効果的であったか．

VIII 埋没材

a 硬化膨張

〔実習の概要〕

埋没材が硬化時に膨張することを硬化膨張といい，初期硬化反応時に注水すると生じる大きな膨張を吸水（水和）膨張という．これらをうまく利用することによって，鋳型を膨張させている．

ここでは，各種埋没材の硬化膨張を測定して比較検討すると同時に，各種埋没材における差異についても比較検討する．

●使用材料
（1）リングライナー　　　　　　　　（2）ワセリン
（3）パラフィンワックス　　　　　　（4）石英埋没材
（5）クリストバライト埋没材　　　　（6）リン酸塩系埋没材
（7）水

●使用機器
（1）鋳造リング　　　　　　　　　　（2）ガラス板
（3）マグネットスタンド　　　　　　（4）ダイヤルゲージ
（5）鉄板　　　　　　　　　　　　　（6）ガスバーナー
（7）ラバーボウル　　　　　　　　　（8）スパチュラ
（9）メスシリンダー　　　　　　　　(10)電子天秤
(11)ストップウォッチ

VIII 埋没材

a 硬化膨張

〔実習方法〕

1 測定装置の製作

① 埋没材の横方向の膨張がリングによって抑制されるのを防ぐため，鋳造リングにリングライナーを内張りする．

> 内張りしたリングライナーにはワセリンを塗布する．

② 鋳造リングをガラス板の上におき，パラフィンワックスで固定する．

③ 鋳造リング上面にもガラス板をのせ，この状態でマグネットスタンドに取りつけたダイヤルゲージをセットしておく．

> ダイヤルゲージがまっすぐにセットされているかどうか，正面および側面の2方向からよく確認しておく．

2 硬化膨張率の測定

① 各種埋没材 100 g を，ラバーボウル中で速度 120 rpm で 30 秒間練和する．

石英埋没材	【　　　　　　】，W/P = （　　　）
クリストバライト埋没材	【　　　　　　】，W/P = （　　　）
リン酸塩系埋没材	【　　　　　　】，W/P = （　　　）

② 練和後，鋳造リング内に流し込み，リング上面にガラス板を押しつけてただちにダイヤルゲージをセットする．

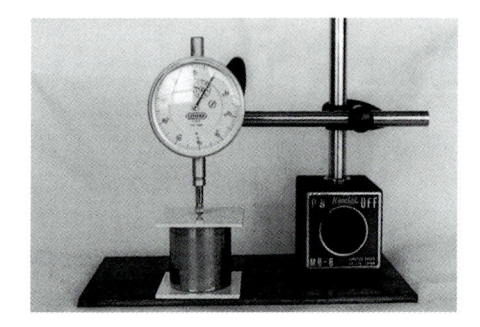

> 気泡が入らないように注意する．
>
> リングからはみでた余分な埋没材は取り除く．
>
> 練和開始からリングセットまでは3分以内に行う．

③ 練和開始3分後から膨張が止まるまでの間，1分間隔でダイヤルゲージの目盛りを読み取って膨張量を測定し，硬化膨張率を求める．測定は2回行い，その平均値を 0.01％まで算出する．

$$\text{硬化膨張率（％）} = \frac{l_1 - l_0}{l_0} \times 100$$

l_0：最初の長さ（鋳造リングの長さ，mm），l_1：読み取り値（mm）

〔結果〕

埋没材の種類：　　　　　　　　混水比：　　　　原寸：　　　mm

測定時間(分)	ダイヤルゲージ指針 (Δl)	硬化膨張率 (％)	測定時間(分)	ダイヤルゲージ指針 (Δl)	硬化膨張率 (％)
3	mm		31	mm	
4	mm		32	mm	
5	mm		33	mm	
6	mm		34	mm	
7	mm		35	mm	
8	mm		36	mm	
9	mm		37	mm	
10	mm		38	mm	
11	mm		39	mm	
12	mm		40	mm	
13	mm		↓		
14	mm				
15	mm		45	mm	
16	mm		50	mm	
17	mm		55	mm	
18	mm		60	mm	
19	mm		65	mm	
20	mm		70	mm	
21	mm		75	mm	
22	mm		80	mm	
23	mm		85	mm	
24	mm		90	mm	
25	mm		95	mm	
26	mm		100	mm	
27	mm		105	mm	
28	mm		110	mm	
29	mm		115	mm	
30	mm		120	mm	

■考察■

① リングライナーの目的は何か．

② リングライナーとして，アスベストが用いられなくなった理由は何か．

③ 硬化膨張はなぜ起こるのか．

Ⅷ 埋没材

b 熱膨張

〔実習の概要〕

金属（合金）は加熱していくと，それぞれの膨張係数に応じて膨張を起こし，逆に冷却すると加熱したときと同じだけ収縮する．したがって，金属（合金）の膨張と収縮を埋没材によって補償しなければならない．

ここでは，各種埋没材の加熱および冷却時の熱膨張曲線を測定することによって，各種埋没材曲線の特徴を理解し，あわせて熱膨張率の大きさを比較検討する．

● 使用材料
(1) ワセリン	(2) 石英埋没材
(3) クリストバライト埋没材	(4) リン酸塩系埋没材
(5) 水

● 使用機器
(1) ガラス板	(2) ラバーボウル
(3) スパチュラ	(4) メスシリンダー
(5) 電子天秤	(6) バイブレーター
(7) ノギス	(8) 開閉式熱膨張測定器
(9) 石英管	(10) ダイヤルゲージ
(11) 石英棒	(12) マグネットスタンド
(13) アルメル-クロメル熱電対	(14) スライダック（20 A）
(15) 冷接点デュワーびん
(16) 試料製作用分割金型（内径 10 mm，高さ 50 mm）

VIII 埋没材
b 熱膨張

〔実習方法〕

① 試料の製作

① 試料製作用分割金型の内面およびガラス板にワセリンを塗布する．

② 各種埋没材を 10 ～ 15 g 計量し，ラバーボウル中で速度 120 rpm で 30 秒間練和する（標準混水（液）比）．

　石英埋没材　　　　　　　【　　　　　】，W/P ＝（　　　）
　クリストバライト埋没材　【　　　　　】，W/P ＝（　　　）
　リン酸塩系埋没材　　　　【　　　　　】，W/P ＝（　　　）

③ 練和した埋没材を金型に注入し，ガラス板で表面を平らに圧接して硬化させる．

④ 練和開始から 1 時間後に金型より試料を取り出し，ノギスで計測して原寸 l_0（mm）として記録する．

> **Check Point!**
>
> 金型より試料を取り出すとき，こわれやすいので注意する．

❷ 熱膨張率の測定

① 試料を熱膨張測定器中の石英管内に挿入し，石英管のいちばん奥まで達するようにしてダイヤルゲージをセットする．

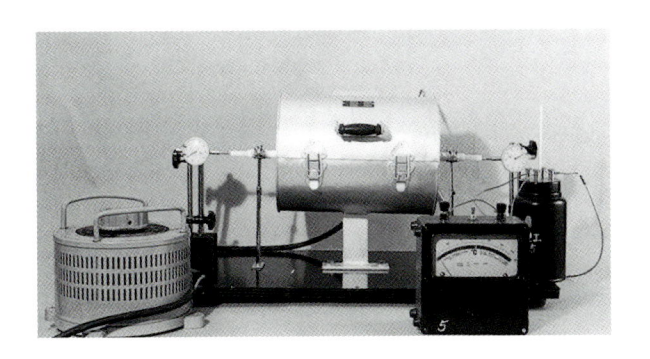

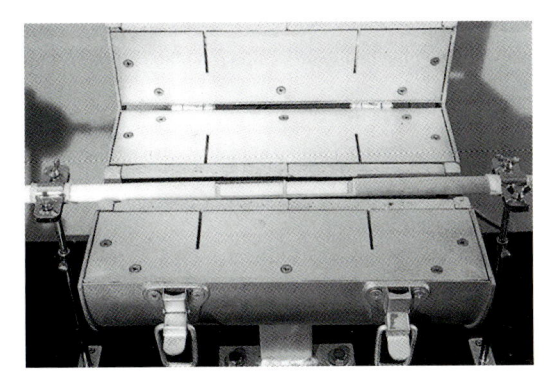

② ダイヤルゲージのスピンドルが，石英棒を押しながら数mm針が振れた状態で，マグネットスタンドとダイヤルゲージを締めつけて，しっかり固定する．

③ アルメル‐クロメル熱電対を炉内石英管付近に挿入し，スライダックをコントロールしながら，100℃／10分程度の速度で加熱して温度とダイヤルゲージの指針 Δl（mm）を計測する．

$$熱膨張率（\%）= \frac{\Delta l}{l_0} \times 100$$

④ 所定の温度に達したら熱源を切り，そのままの状態で温度と熱膨張の下降を計測する．測定は同一試料につき2個ずつ計測し，その平均値を求める．

温度と熱膨張率の計測は，石膏系埋没材では700℃まで，リン酸塩系埋没材は900℃までとする．

VIII 埋没材
b 熱膨張

(結果)

埋没材の種類：

測定回数	1			2		
試料の長さ (l_0)	mm			mm		
温度(℃)	ダイヤルゲージ指針 (Δl)		熱膨張率（％）	ダイヤルゲージ指針 (Δl)		熱膨張率（％）
室温	mm	mm		mm	mm	
50	mm	mm		mm	mm	
100	mm	mm		mm	mm	
150	mm	mm		mm	mm	
200	mm	mm		mm	mm	
250	mm	mm		mm	mm	
300	mm	mm		mm	mm	
350	mm	mm		mm	mm	
400	mm	mm		mm	mm	
450	mm	mm		mm	mm	
500	mm	mm		mm	mm	
550	mm	mm		mm	mm	
600	mm	mm		mm	mm	
650	mm	mm		mm	mm	
700	mm	mm		mm	mm	
750	mm	mm		mm	mm	
800	mm	mm		mm	mm	
850	mm	mm		mm	mm	
900	mm	mm		mm	mm	
上⇩ 下⇧	⇩	⇧	⇩	⇩	⇧	⇩

上⇩：温度上昇時，下⇧：温度下降時

■考察■

① 埋没材の硬化膨張，加熱膨張はなぜ必要なのか．
② 各種埋没材がもっとも熱膨張量が大きくなるのは何℃くらいで，どの程度か．
③ 各種埋没材の加熱膨張をみて，加熱時に注意する点は何か．

Ⅷ 埋没材

C 圧縮強さ

〔実習の概要〕

埋没材の圧縮強さが埋没材の種類，混水比あるいは加熱によってどのように変化するかを調べる．

●使用材料
(1) 石英埋没材　　　　　　　　　　(2) クリストバライト埋没材
(3) リン酸塩系埋没材　　　　　　　(4) 水
(5) ワセリン

●使用機器
(1) ラバーボウル　　　　　　　　　(2) スパチュラ
(3) メスシリンダー　　　　　　　　(4) 電子天秤
(5) バイブレーター　　　　　　　　(6) ガラス板
(7) ストップウォッチ　　　　　　　(8) 圧縮試験機
(9) 試料製作用分割金型（内径 20 mm，高さ 30 mm）

VIII 埋没材
c 圧縮強さ

〔実習方法〕

❶ 試料の製作

① 石膏を指定稠度の混水比，練和速度 120 rpm で，1 分間練和する．
　　石英埋没材　　　　　　　【　　　　　　　】
　　クリストバライト埋没材　【　　　　　　　】
　　リン酸塩系埋没材　　　　【　　　　　　　】

　　＜指定稠度＞
　　A：かた練り（標準混水比－0.02）
　　B：標準混水比
　　C：うす練り（標準混水比＋0.02）

② 石膏泥をワセリンを塗布した試料製作用分割金型に流し込み，表面を平らにする．

③ 練和開始から 40 分経過後，試料を金型より取り出し，大気中に保存する．

④ 練和開始から 24 時間後，圧縮試験機にかけて破壊荷重を測定する．

❷ 圧縮強さの測定

　A, B, C それぞれ 5 本ずつの試料をつくり，石膏系埋没材は 700℃，リン酸塩系埋没材は 800℃ まで 2 時間で加熱して室温までに徐冷し，圧縮強さを測定する（圧縮強さの求め方は，「Ⅲ-e　圧縮強さ」参照）．

〔結果〕

埋没材の種類	稠度	練和液	混水比	試料No.	圧縮強さ（MPa）	加熱後の圧縮強さ（MPa）
石膏系（石英）埋没材	A			1		
				2		
				3		
				4		
				5		
	B			1		
				2		
				3		
				4		
				5		
	C			1		
				2		
				3		
				4		
				5		

埋没材の種類	稠度	練和液	混水比	試料No.	圧縮強さ（MPa）	加熱後の圧縮強さ（MPa）
石膏系（クリストバライト）埋没材	A			1		
				2		
				3		
				4		
				5		
	B			1		
				2		
				3		
				4		
				5		
	C			1		
				2		
				3		
				4		
				5		

VIII 埋没材

c 圧縮強さ

埋没材の種類	稠度	練和液	混水比	試料No.	圧縮強さ（MPa）	加熱後の圧縮強さ（MPa）
リン酸塩系埋没材	A			1		
				2		
				3		
				4		
				5		
	B			1		
				2		
				3		
				4		
				5		
	C			1		
				2		
				3		
				4		
				5		

■考察■

① 圧縮強さにもっとも大きく影響を及ぼした因子は何か．

② 圧縮強さは加熱後どの程度変わるのか．また，鋳造時の影響はあるか．

IX 精密鋳造

a 鋳造冠の寸法精度

〔実習の概要〕

　支台歯（原型）に正確に鋳造体を適合させるためには，ワックスパターンの変形，金属の鋳造収縮などに対する配慮が必要であり，鋳造欠陥のない鋳造体を得るための方法を理解する必要がある．
　ここでは，埋没材の種類，鋳造リング内面へのリングライナーの有無などの条件を変えたとき，鋳造冠の寸法精度（適合程度）がどのように変わるかを調べる．また，精密鋳造の基本操作を習得する．

●使用材料
（1）ワックス分離剤
（2）インレーワックス
（3）スプルー線
（4）ユーティリティワックス
（5）リングライナー
（6）界面活性剤
（7）クリストバライト埋没材
（8）石英埋没材
（9）水
（10）鋳造用合金
（11）フラックス
（12）ティッシュペーパー
（13）金属用研磨材，つや出し材

●使用機器
（1）金型
（2）小筆
（3）ガラス板
（4）ガスバーナー
（5）ワックス形成器
（6）彫刻刀
（7）鋳造機，鋳造リング，円錐台
（8）ピンセットまたはプライヤー
（9）真空練和器
（10）スパチュラ
（11）バイブレーター
（12）電気炉
（13）ブローパイプ
（14）超音波洗浄器
（15）セパレーティングディスク
（16）カーボランダムポイント
（17）読み取り顕微鏡またはスケールルーペ
（18）金属用研磨器具

IX 精密鋳造
a 鋳造冠の寸法精度

〔実習方法〕

① ワックスパターンの製作

① 金型（原型，外枠）にワックス分離剤を塗布する．

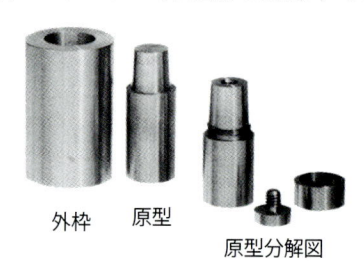

外枠　原型　　原型分解図

② 原型に外枠をセットし，ガラス板上におく．

③ インレーワックスをガスバーナーで軟化させる．
　　インレーワックス【　　　　　　　　】

④ 軟化したインレーワックスを一塊にして指圧で原型頂部より圧接し，硬化するまで加圧する．

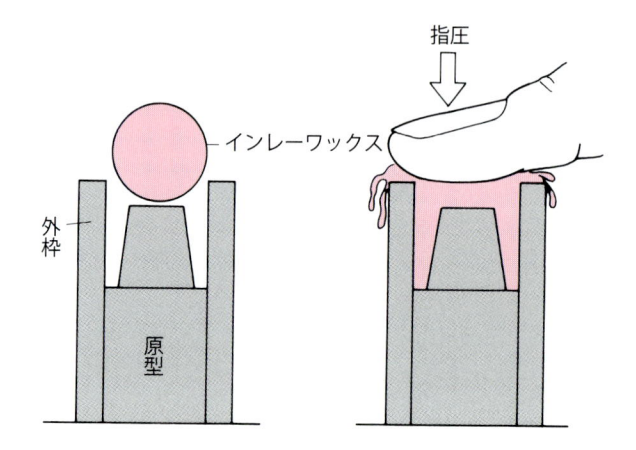

指圧
インレーワックス
外枠
原型

Check Point!

余分な分離剤はふきとる．

インレーワックスを炎に近づけすぎると表面だけが溶け，ワックス内部まで一様に可塑性をもたないので注意する．

Check Point!

⑤ 頂部を外枠の縁に合わせて彫刻刀で平らにする.

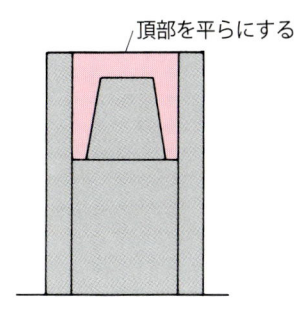

頂部を平らにする

⑥ 原型とワックスパターンを外枠から取り出す.

歯頸部に隙間があるときはやり直す.

⑦ 歯頸部まで完全にワックスパターンが仕上がっていることを確認し,原型に印記されている基準線をワックスパターンまで延長して細線を刻入する.

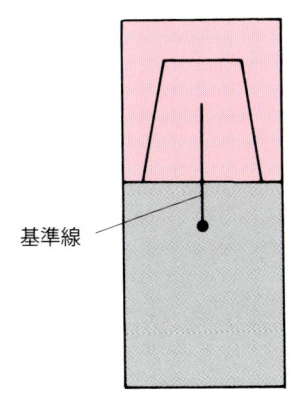

基準線

ワックスパターンを回転させながら抜き取ってはいけない.

⑧ 原型からワックスパターンを注意深く抜き取り,ワックスパターン内面にしわや気泡がないかチェックし,できあがっていれば原型に戻す.

263-01701

IX 精密鋳造
a 鋳造冠の寸法精度

❷ 埋 没

埋没は以下の条件に分けて行う．

条件A：クリストバライト埋没材，リングライナーあり
条件B：クリストバライト埋没材，リングライナーなし
条件C：石英埋没材，リングライナーあり
条件D：石英埋没材，リングライナーなし

① スプルー線をワックスパターン咬合面中央に植立する．

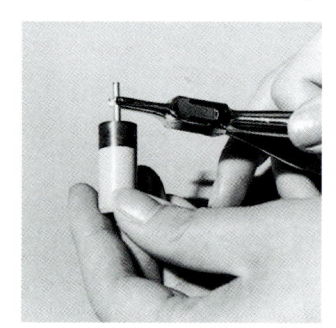

② 円錐台のスプルー植立部にユーティリティワックスを充塡する．

③ ワックスパターンを原型から抜き取り，スプルー部をピンセットまたはプライヤーでつかんで円錐台に植立する．

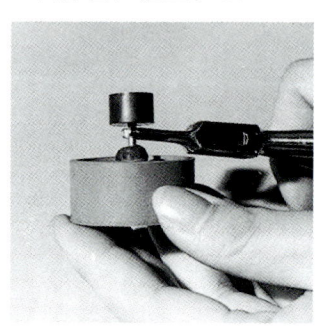

④ リングライナーが必要なものは，鋳造リング内面に内張りする．

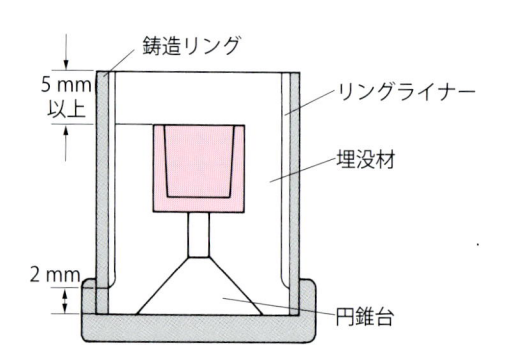

> **Check Point!**
> ワックスパターンの歯頸部と鋳造リングの底部とは，5mm以上あけるようにする．

Check Point!

⑤ ワックスパターンに界面活性剤を薄く塗布し，自然乾燥する．

練和容器の余分な水滴はあらかじめ除去しておく．

⑥ 埋没材と水を計量し，真空練和器の容器に入れてスパチュラで練和したした後，真空練和する．

クリストバライト埋没材【　　　　　】（　　　　）g,
W/P =（　　　　），練和時間（　　　　）秒

石英埋没材　　　　　　【　　　　　】（　　　　）g,
W/P =（　　　　），練和時間（　　　　）秒

気泡が入らないように注意する．

⑦ ワックスパターンの表面に小筆で埋没材泥を塗布し，鋳造リングを円錐台に固定した後，バイブレーターをかけて埋没材を注入する．

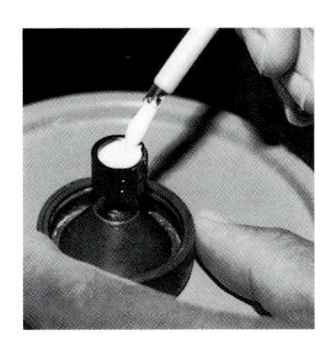

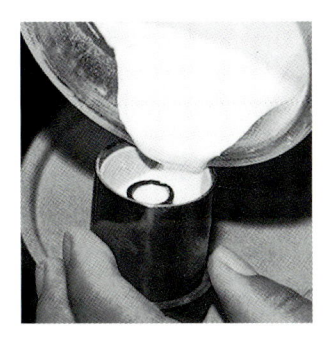

金属スプルーを使用した場合は，必ず金属スプルーをプライヤーで抜き取る．

⑧ 埋没材を完全に硬化させ，円錐台から鋳造リングをはずす．

IX 精密鋳造
a 鋳造冠の寸法精度

❸ 鋳造リングの焼却

鋳造リングを電気炉に入れ，650℃まで90〜120分かけて昇温し，650℃で20分係留する．

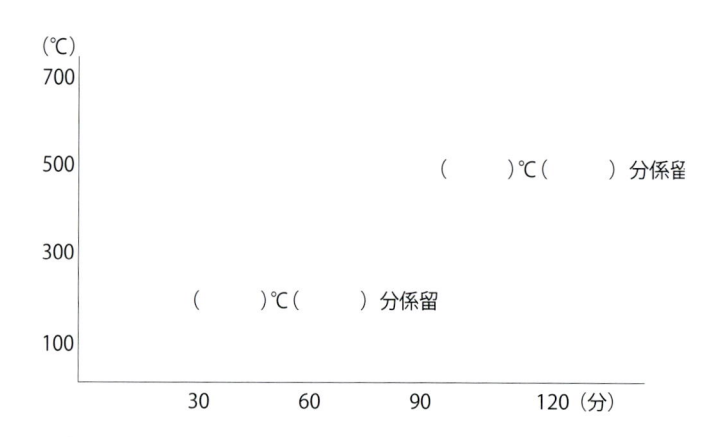

```
(℃)
700
500              (　　)℃(　　)分係留
300
     (　　)℃(　　)分係留
100
      30    60    90   120 (分)
```

❹ 鋳　造

① 鋳造用合金を計量する．
　　鋳造用合金【　　　　　　　】（　　　）g，
　　液相点（　　　）℃

> 融解しはじめたら，少量の
> フラックスを添加する．

② 合金をるつぼにおき，ブローパイプの還元炎で融解する．

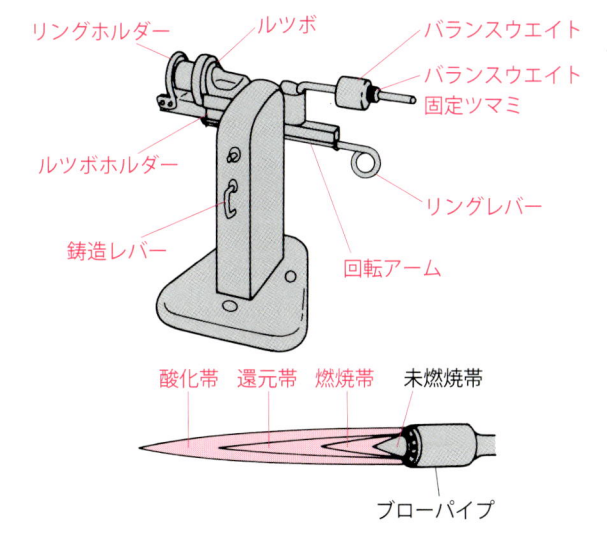

リングホルダー　ルツボ　バランスウエイト
バランスウエイト
固定ツマミ
ルツボホルダー
リングレバー
鋳造レバー　回転アーム

酸化帯　還元帯　燃焼帯　未燃焼帯
ブローパイプ

③ 鋳造リングを電気炉から取り出し，鋳造機に固定して，ただちに鋳造を行う．

④ 鋳造機の回転が止まったら鋳造リングを取り出し，放冷（15分以上）する．

❺ 適　合

① 鋳造体を取り出し，埋没材を水洗で除去した後，超音波洗浄する．

② 鋳造体をチェックし，原型に戻す．

> 他の部分は削らないように
> 注意する．

③ スプルー部をセパレーティングディスクで切断した後，カーボランダムポイントでその痕跡を整える．

④ 鋳造体の基準線を原型の基準線に合わせて静かに挿入し，（　　　　）gの加重をかけて適合させる．

IX 精密鋳造
a 鋳造冠の寸法精度

❻ 測　定

① 原型と鋳造体の歯頸部の間隙を，読み取り顕微鏡またはスケールルーペで測定する．

② 鋳造体の寸法変化率を求める．

＜鋳造体が収縮している場合＞

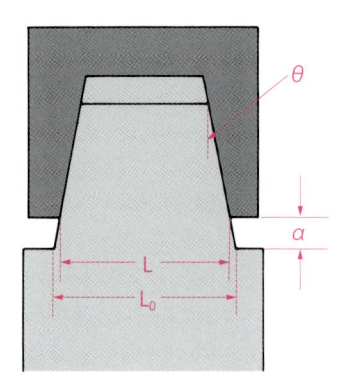

$$寸法変化率（\%） = \frac{L - L_0}{L_0} \times 100$$

$$= \frac{(L_0 - 2\alpha \tan \theta) - L_0}{L_0} \times 100$$

$$= \frac{-200\alpha \tan \theta}{L_0}$$

α：原型と鋳造体の歯頸部の間隙（mm）
L：鋳造体の歯頸部の内径（mm）
L_0：金型（原型）の寸法（mm）
θ：金型（原型）の角度（°）

Check Point!

小数点第3位まで計算し，四捨五入して0.01％まで出す．

Check Point! **＜鋳造体が膨張している場合＞**

　原型の頂部と歯頸部のリングを取りはずし，取りはずしたあとの原型の歯頸部と鋳造体の歯頸部の間隙を測定し，原型のもとの歯頸部からの沈み込み（r－a）を計算する．

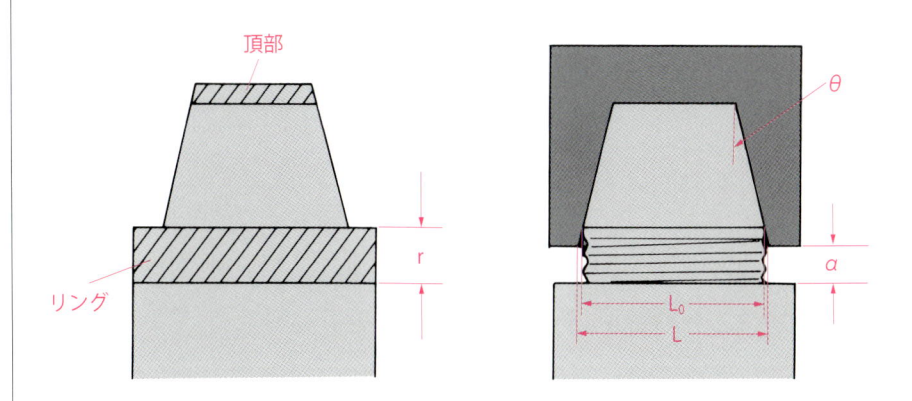

$$寸法変化率（\%）＝\frac{200（r－a）\tan\theta}{L_0}$$

r：歯頸部のリングの長さ（mm）

7 研　磨

　測定の終了した鋳造冠の外面のみ，研磨，つや出しまで行う．

IX 精密鋳造
a 鋳造冠の寸法精度

(結果)

試 料	A	B	C	D
埋没材名				
リングライナー				
原型との差 (mm)				
寸法変化率 (%)				

試 料	A	B	C	D
埋没材名				
リングライナー				
原型との差 (mm)				
寸法変化率 (%)				

試 料	A	B	C	D
埋没材名				
リングライナー				
原型との差 (mm)				
寸法変化率 (%)				

■考察■

① インレーワックスの取り扱い上の注意点は何か．
② 界面活性剤を塗布する目的は何か．
③ リングライナーの役割は何か．
④ フラックスの役割と使用時の注意点は何か．
⑤ 合金融解時の注意点は何か．
⑥ 鋳造欠陥の種類と原因にはどのようなものがあるか．

Ⅸ 精密鋳造

b　MODインレーの寸法精度

〔実習の概要〕

　MODインレーは支台歯の近心面，咬合面，遠心面を被覆する部分被覆冠であり，外側性と内側性の両方を備えているためその適合が難しい．
　ここでは，埋没材の種類，リングライナーの有無などの条件を変えたときにMODインレーの寸法精度がどのように変わるかについて調べる．

●使用材料
（1）ワックス分離剤
（2）インレーワックス
（3）スプルー線
（4）ユーティリティワックス
（5）リングライナー
（6）界面活性剤
（7）クリストバライト埋没材
（8）石英埋没材
（9）水
（10）鋳造用合金
（11）フラックス
（12）ティッシュペーパー
（13）金属用研磨材，つや出し材

●使用機器
（1）金型
（2）小筆
（3）ガラス板
（4）ガスバーナー
（5）ワックス形成器
（6）彫刻刀
（7）鋳造機，鋳造リング，円錐台
（8）ピンセットまたはプライヤー
（9）真空練和器
（10）スパチュラ
（11）バイブレーター
（12）電気炉
（13）ブローパイプ
（14）超音波洗浄器
（15）セパレーティングディスク
（16）カーボランダムポイント
（17）読み取り顕微鏡またはスケールルーペ
（18）金属用研磨器具

Ⅸ 精密鋳造
b MODインレーの寸法精度

〔実習方法〕

❶ ワックスパターンの製作

「a 鋳造冠の寸法精度」に準ずる．

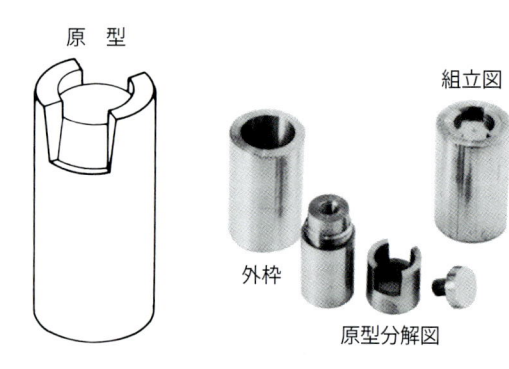

原　型

組立図

外枠

原型分解図

❷ 埋　没

「a 鋳造冠の寸法精度」に準ずる．

❸ 鋳造リングの焼却

「a 鋳造冠の寸法精度」に準ずる．

❹ 鋳　造

「a 鋳造冠の寸法精度」に準ずる．

❺ 適　合

「a 鋳造冠の寸法精度」に準ずる．

6 測定

① 基本的には「a 鋳造冠の寸法精度」に準ずるが，MODインレーの場合は原型と鋳造体の歯頸部での間隙を，近心面と遠心面の2カ所で計測する．

② 鋳造体の寸法変化率を求める．

＜鋳造体が収縮している場合＞

$$寸法変化率（\%） = \frac{L - L_0}{L_0} \times 100$$

$$= -(a\tan\theta + b\tan\theta)L_0 \times 100$$

$$= \frac{-100(a+b)\tan\theta}{L_0}$$

a：原型と鋳造体の近心歯頸部の間隙（mm）
b：原型と鋳造体の遠心歯頸部の間隙（mm）
L：鋳造体の歯頸部の内径（mm）
L_0：金型（原型）の寸法（mm）
θ：金型（原型）の角度（°）

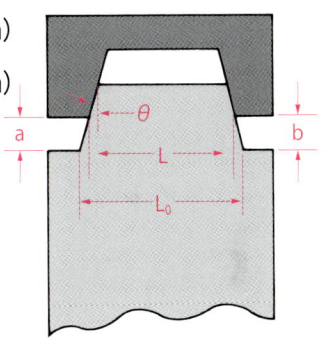

＜鋳造体が膨張している場合＞

原型の頂部と歯頸部のリングを取りはずし，取りはずしたあとの原型の歯頸部と鋳造体の歯頸部の間隙を近・遠心面の2カ所で測定し，原型のもとの歯頸部からのそれぞれの沈み込み（r−a, r−b）を計算する．

$$寸法変化率（\%） = \frac{100(2r-a-b)\tan\theta}{L_0}$$

r：歯頸部のリングの長さ（mm）

7 研磨

「a 鋳造冠の寸法精度」に準ずる．

IX 精密鋳造
b MODインレーの寸法精度

(結果)

試 料	A		B		C		D	
埋没材名								
リングライナー								
原型との差 (mm)	a	b	a	b	a	b	a	b
寸法変化率(％)								

■考察■

① インレーワックスの取り扱い上の注意点は何か．

② 界面活性剤を塗布する目的は何か．

③ リングライナーの役割は何か．

④ フラックスの役割と使用時の注意点は何か．

⑤ 合金融解時の注意点は何か．

⑥ 鋳造欠陥の種類と原因にはどのようなものがあるか．

X ろう付け

a ろう付け法

[実習の概要]

ブリッジなどの金属性補綴装置の接合や，部分床義歯のクラスプ，レストなどの支台装置や矯正装置の製作などではろう付けを行うことが多い．ろう付けの方法には，自在ろう付けと埋没ろう付けがある．
ここでは，2種のろう付け法の基本的な操作を習得する．

●使用材料
(1) サンプラチナ板（SP板）　　　　(2) ビンディングワイヤー
(3) フラックス　　　　　　　　　　(4) 銀ろう
(5) パラフィンワックス　　　　　　(6) スティッキーワックス
(7) ろう付け用埋没材
(8) コバルトクロム合金線（直径1.0 mm，長さ130 mm）

●使用機器
(1) 金属ヤスリ　　　　　　　　　　(2) 金冠バサミ
(3) ピーソープライヤー　　　　　　(4) ロッキングツィーザー
(5) ガスバーナー　　　　　　　　　(6) ブローパイプ
(7) ワイヤーニッパー　　　　　　　(8) ピンセット
(9) ガラス板　　　　　　　　　　　(10) 彫刻刀
(11) 研磨器具

X ろう付け
a ろう付け法

〔実習方法〕

① 自在ろう付け

① サンプラチナ板を切断する．

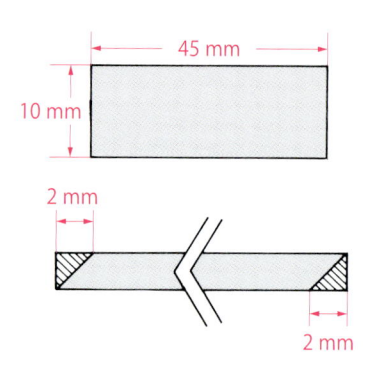

② サンプラチナ板の切断部を金属ヤスリで削り新生面（幅2mm）を出す．

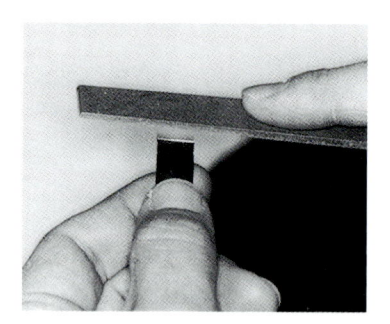

③ ピーソープライヤーを用いてサンプラチナ板を円形にし，ろう付け部を2mm重ねる（重接接合法）．

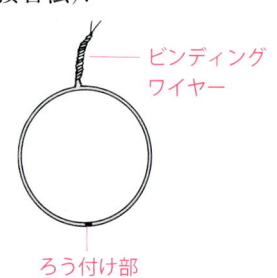

④ ビンディングワイヤーを軽く1周巻きつけ，ろう付け部の反対部分で固定する．ビンディングワイヤーの過剰部は残す．

> **Check Point!**
> 接合法には，衝頭接合法，斜接接合法，重接接合法，矢筈式接合法，自家融着接合法がある．

Check Point!

⑤ ろう付け部にフラックスを塗布し，幅 1 ～ 1.5 mm，長さ 10 mm の銀ろうをのせる．

フラックス【　　　　　　　】

銀ろう　　【　　　　　　　】

⑥ ビンディングワイヤーの過剰部をロッキングツィーザーで固定し，ガスバーナー上で素早くろう付けを行う．

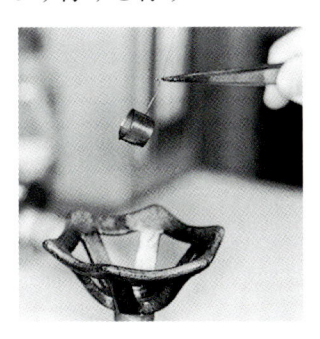

⑦ ろう付け後，順序良く研磨する．

⑧ ①～⑦を繰り返し，もうひとつリングを製作する．

X ろう付け

a ろう付け法

❷ 埋没ろう付け

＜2個のリングのろう付け＞

❶で製作したリングをろう付けする．

① パラフィンワックスを用いて，ろう付け用ボックスを製作する．

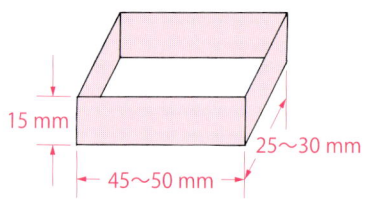

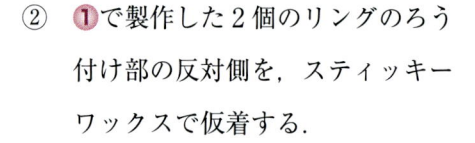

② ❶で製作した2個のリングのろう付け部の反対側を，スティッキーワックスで仮着する．

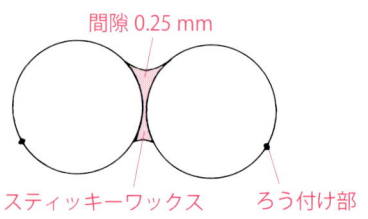

③ ろう付け用ボックス中に指定の混水比のろう付け用埋没材（20 g）を注入し，仮着したリングを静かに1/2まで沈めて埋没する．

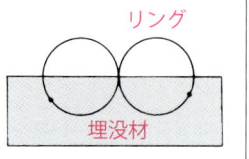

　　ろう付け用埋没材 【　　　　　　　】，W/P ＝（　　　　）

④ ろう付け用埋没材が硬化したら，スティッキーワックスを除去する．

⑤ ろう付け部にフラックスを塗布し，予備乾燥を200℃で30分行った後，ブローパイプを用いて銀ろうで素早くろう付けする．

⑥ 研磨を行う．

Check Point!

ろう付け間隙は0.25 mmにする．

Check Point!

＜コバルトクロム合金線のろう付け＞

① 直径 1.0 mm のコバルトクロム合金線を 4 本用意する．

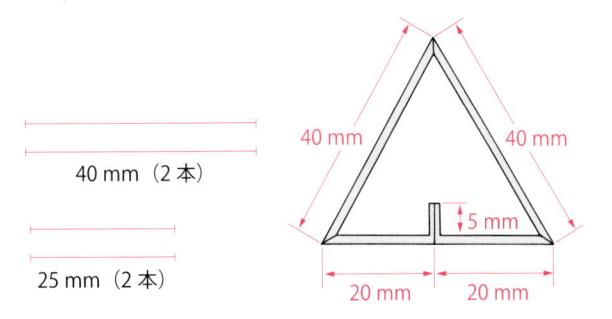

② 40 mm の長さのコバルトクロム合金線を削って調製する．

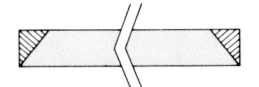

③ 25 mm の長さのコバルトクロム合金線を削って調製する．

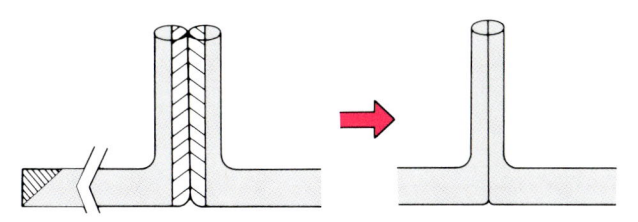

④ ガラス板上に正三角形に設置し，スティッキーワックスで仮着する．

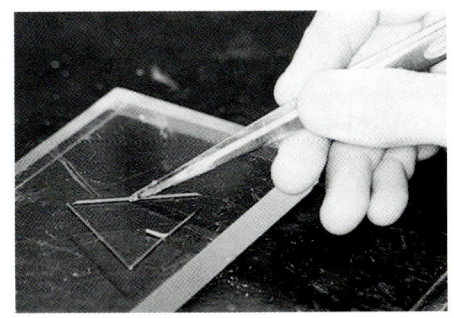

⑤ 仮着したものをろう付け用埋没材で固定する．

⑥ 埋没材が硬化したら，スティッキーワックスを彫刻刀でとり，その後，熱湯で完全に除去する．

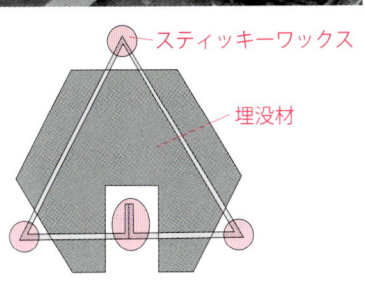

⑦ 予備乾燥，ろう付けを行う（＜2 個のリングのろう付け＞に準ずる）．

⑧ 研磨を行う．

X ろう付け

b ろう付け部の強さ

〔実習の概要〕

ろう付け部の強さを引張試験で測定するとともに，埋没法によるろう付けの方法を習得する．

● 使用材料
(1) 18-8 ステンレス板（幅 5 mm，厚さ 1 mm）　(2) 黄銅板（幅 5 mm，厚さ 1 mm）
(3) スティッキーワックス　　　　　　　　　　(4) ろう付け用埋没材
(5) フラックス　　　　　　　　　　　　　　　(6) 銀ろう

● 使用機器
(1) 金冠バサミ　　　　　　　　　　　　　　　(2) ピンセット
(3) 金属ヤスリ　　　　　　　　　　　　　　　(4) ノギス
(5) プライヤー　　　　　　　　　　　　　　　(6) 石膏棒用ゴム陰型
(7) 電気炉　　　　　　　　　　　　　　　　　(8) ブローパイプ
(9) 引張試験機　　　　　　　　　　　　　　　(10) 研磨器具

X ろう付け
b ろう付け部の強さ

〔実習方法〕

❶ 試料の製作

① 18-8 ステンレス板，黄銅板を 50 mm の長さに切断し，それぞれ 2 本ずつ用意する．

② 切断面を金属ヤスリで平面となるように削り，新生面を出し，ろう付け面とする．

③ 埋没固定のため，一方の端より 20 mm のところで直角に屈曲し，2 本を直線となるように向かい合わせてスティッキーワックスで固定する．

④ 固定した金属板を石膏棒用ゴム陰型に流したろう付け用埋没材中に埋没し，硬化させる．
ろう付け用埋没材【　　　　　　　】（　　　）g，
W/P =（　　　）

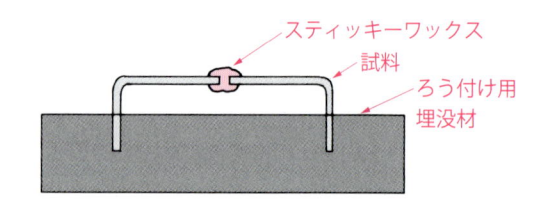

スティッキーワックス
試料
ろう付け用埋没材

⑤ 埋没材硬化後，スティッキーワックスを完全に除去し，ろう付け部にフラックスを塗布して電気炉中で乾燥させる．
フラックス【　　　　　　】

⑥ 乾燥後，ろう付け用ブロックを取り出し，ブローパイプの還元炎を用いて銀ろうを流ろうし，放冷する．
銀ろう【　　　　　　】

Check Point!

❷ 引張強さの測定

① ろう付け用ブロックから試料を取り出し，ろう付け面からはみ出したろうを削除し，ろう付け部の断面積を計測する．

② 引張試験を行い，引張強さを算出する．

③ ろう付けをしていないものも引張試験を行い，その金属本来の強さも測定して比較する．

X ろう付け

b ろう付け部の強さ

(結果)

試　料	18-8 ステンレス	18-8 ステンレス ろう付け	黄　銅	黄　銅 ろう付け
断面積（mm²）				
破断荷重（N）				
引張強さ（MPa） 破断荷重／断面積				

■考察■

① ろう付け部の断面積が，引張強さにどのような影響を及ぼすか．

② 金属本来の強さと，ろう付け後の強さを比較するとどうか．

XI 歯科材料の機械的性質と試験法

〔実習の概要〕

　歯科技工では，それぞれの使用目的に対して適切な性質をもった材料を使う必要があり，歯科材料の性質を測定する方法としては，応力 - ひずみ曲線を求める方法が一般的である．

　ここでは，歯科材料のなかの矯正用金属線と一般用金属線について，万能試験機を用いて引張試験を実施することにより，その性質を比較して適用性を検討する．

● 使用材料
（1）矯正用金属線　　　　　　　　　（2）針金
（3）マジックインキ

● 使用機器
（1）ワイヤーニッパー　　　　　　　（2）ノギス
（3）マイクロメーター　　　　　　　（4）万能試験機

XI 歯科材料の機械的性質と試験法

〔実習方法〕

1 試料の準備

① 矯正用金属線と針金をそれぞれ150 mmの長さに切断し，それを3本ずつ用意する．

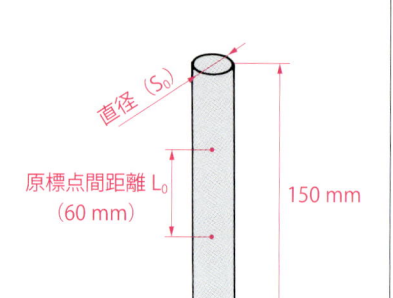

② それぞれの直径をマイクロメーターで測定する（S_0）．

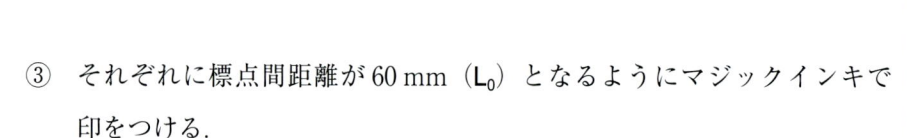

③ それぞれに標点間距離が60 mm（L_0）となるようにマジックインキで印をつける．

2 引張試験

① 万能試験機のつかみ具間の距離が約100 mmとなるように試料を固定し，荷重－伸び曲線を記録しながら引っ張る．

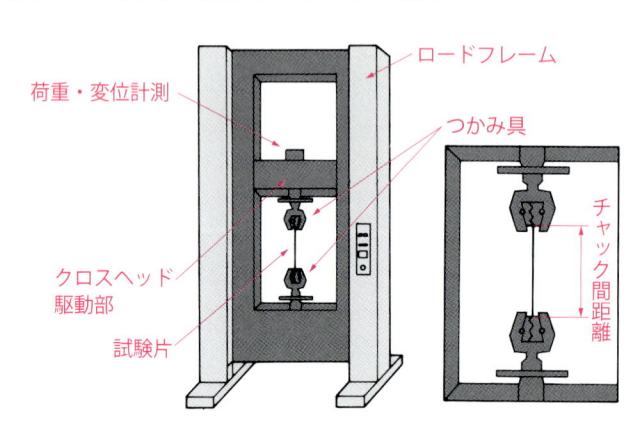

② 切断後，直径（S）と標点間距離（L）を測定する．

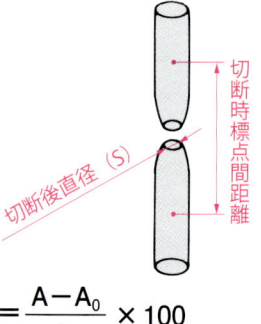

③ 引張強さ，降伏点，伸び率，断面収縮率を求める．

$$伸び率（\%） = \frac{L - L_0}{L_0} \times 100, \quad 断面収縮率（\%） = \frac{A - A_0}{A_0} \times 100$$

$$原断面積（A_0） = \left(\frac{S_0}{2}\right)^2 \cdot \pi, \quad 切断後断面積（A） = \left(\frac{S}{2}\right)^2 \cdot \pi$$

Check Point!

標点間で切断すれば成功であるが，もし，標点よりつかみ具寄りで切断した場合は再試験を行う．

切断試料を突き合わせて測定する．

引張強さは最大荷重時の応力であり，降伏点は弾性から塑性に変わるところの応力であるが，降伏点がはっきりしないときは0.2％ひずみのときの値をとり代用する．これを耐力という．

[結果]

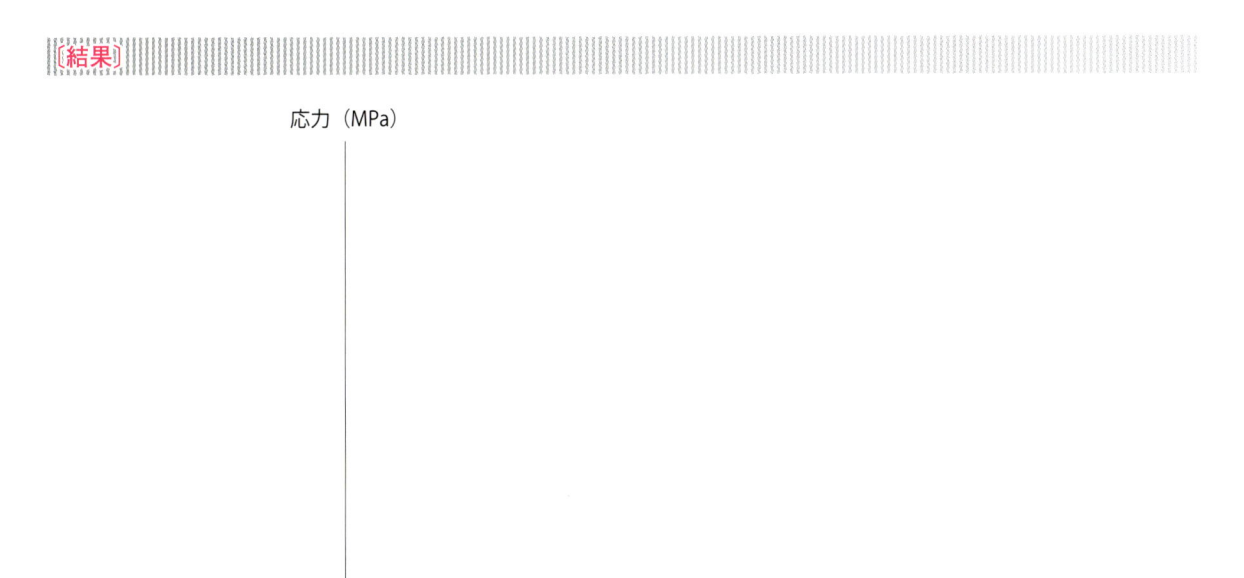

応力（MPa）

伸び（mm）

		矯正線（　　）mm	針金（　　）mm			矯正線（　　）mm	針金（　　）mm
原直径 (S_0)	1	mm	mm	降伏点	1	MPa	MPa
	2	mm	mm		2	MPa	MPa
	3	mm	mm		3	MPa	MPa
	平均	mm	mm		平均	MPa	MPa
原標点間距離 (L_0)	1	mm	mm	原断面積 (A_0)	1	mm²	mm²
	2	mm	mm		2	mm²	mm²
	3	mm	mm		3	mm²	mm²
	平均	mm	mm		平均	mm²	mm²
切断後直径 (S)	1	mm	mm	切断後断面積 (A)	1	mm²	mm²
	2	mm	mm		2	mm²	mm²
	3	mm	mm		3	mm²	mm²
	平均	mm	mm		平均	mm²	mm²
切断後標点間距離 (L)	1	mm	mm	伸び率（%）	1		
	2	mm	mm		2		
	3	mm	mm		3		
	平均	mm	mm		平均		
最大引張強さ	1	MPa	MPa	断面収縮率（%）	1		
	2	MPa	MPa		2		
	3	MPa	MPa		3		
	平均	MPa	MPa		平均		

■考察■

① 応力－ひずみ曲線の傾きにはどのような意味があるか．
② 歯科用の金属線と一般に使用される針金との違いは何か．

参考文献

1) 橋本弘一ほか：標準歯科理工学. 医学書院, 東京, 1990.
2) 日本計量新報調査部：最新の温度計測機器. 日本計量新報社, 1983.
3) 中村健吾ほか：歯科理工学・鋳造学実習. 医歯薬出版, 東京, 1990.
4) 金竹哲也監修：歯科理工学実習 第4版. 医歯薬出版, 東京, 1989.
5) 全国歯科技工士教育協議会編：歯科技工士教本 歯科理工学. 医歯薬出版, 東京, 1989.
6) 橋本弘一：歯科教材の取扱い方―歯科技工に携わる人のための―. (株)松風カラーアトラス No. 22, 1990.
7) 日本歯科材料工業協同組合：JDMA GUIDE BOOK. 1992.
8) 全国歯科技工士教育協議会編：新歯科技工士教本 歯科理工学. 医歯薬出版, 東京, 2006.
9) 全国歯科技工士教育協議会編：最新歯科技工士教本 歯科理工学. 医歯薬出版, 東京, 2016.

歯科理工　実習と研究の基礎
歯科技工学実習トレーニング　　　ISBN 978-4-263-43346-1

2011年4月1日　第1版第1刷発行
2023年1月20日　第1版第3刷発行

編　者　関西北陸地区歯科
　　　　技工士学校連絡協議会

発行者　白　石　泰　夫

発行所　医歯薬出版株式会社
〒113-8612　東京都文京区本駒込 1-7-10
TEL.（03）5395-7638（編集）・7630（販売）
FAX.（03）5395-7639（編集）・7633（販売）
https://www.ishiyaku.co.jp/
郵便振替番号 00190-5-13816

乱丁，落丁の際はお取り替えいたします．　　印刷・永和印刷／製本・皆川製本所
© Ishiyaku Publishers, Inc., 2011. Printed in Japan

本書の複製権・翻訳権・翻案権・上映権・譲渡権・貸与権・公衆送信権（送信可能化権を含む）・口述権は，医歯薬出版（株）が保有します．
本書を無断で複製する行為（コピー，スキャン，デジタルデータ化など）は，「私的使用のための複製」などの著作権法上の限られた例外を除き禁じられています．また私的使用に該当する場合であっても，請負業者等の第三者に依頼し上記の行為を行うことは違法となります．

JCOPY ＜出版者著作権管理機構　委託出版物＞
本書をコピーやスキャン等により複製される場合は，そのつど事前に出版者著作権管理機構（電話03-5244-5088，FAX 03-5244-5089，e-mail：info@jcopy.or.jp）の許諾を得てください．